Restorative Yoga

Ruhe und Kraft durch Entspannung

Lorna Neuber

Inhalt

Vorwort

„Restorative" bedeutet „erholsam" und „stärkend". Restorative Yoga ist für mich eine der großartigsten Entdeckungen, die ich in meinem jetzt fast 25-jährigen Leben mit Yoga gemacht habe. Mehr als jede andere Form von Yoga wirkt diese ungewöhnlich langsame Art des Übens beruhigend und kräftigend. Sie ist für mich der ideale Ausgleich zu einem arbeitsreichen, anstrengenden Alltag.

Als ich 1995 in London zum ersten Mal Yoga übte, suchte ich vor allem Abwechslung vom stundenlangen Sitzen im Büro und Hilfe gegen meine Rückenschmerzen. Ich wünschte mir eine Technik, die abwechslungsreicher und origineller sein sollte, als Gewichte zu stemmen oder beim Aerobic immer dieselben Bewegungen zu machen.

Nach meiner ersten Übungsstunde war ich einerseits körperlich erschöpft und hatte Bewegungen gesehen, die ich nur aus der Artistik kannte. Andererseits fühlte ich mich geistig erstaunlich aufgeräumt und klar. Natürlich wollte ich mehr über diese Kunst lernen und begann, diverse Yogastile und Lehrer auszuprobieren. Manche Bewegungen fühlten sich gut an für meinen Rücken, andere ließen die Beschwerden stärker werden. Ich beschloss, einfach mehr zu üben, und fuhr eine Zeit lang regelmäßig morgens um 6.30 Uhr für anderthalb Stunden zum Ashtanga Vinyasa Yoga. Anschließend verbrachte ich den ganzen Tag im Büro und ging abends mit meinen Freunden aus. Meine Rückenschmerzen besserten sich nie dauerhaft, waren aber mit Yoga und Antirheumatika gut auszuhalten. Ich hatte viel Kraft und jede Menge Spaß.

Als ich 2005 mit meiner ersten Tochter schwanger war, musste ich die Medikamente absetzen und auf sanfteres Yoga umsteigen. Erstaunlicherweise besserten sich meine Rückenschmerzen. Im Gegensatz zu vielen anderen Schwangeren hatte ich nicht mehr, sondern weniger Beschwerden als in der Zeit ohne Bauch. Auch nach der Schwangerschaft sind sie nicht zurückgekommen. Ich habe seither nie wieder Schmerzmittel für meinen Rücken genommen.

Ich vermute, dass mehrere Veränderungen in der Schwangerschaft für diese Entwicklung gesorgt haben. Bei Schwangeren werden die Sehnen und Bänder des Bewegungsapparates weicher. Weil sich dadurch die Haltung verändert, bekommen viele Frauen in dieser Zeit Rückenschmerzen. Bei mir dagegen hat sich durch die Lockerung offenbar die ganze Körperregion endlich einmal entspannt. Außerdem begann ich während dieser Zeit, weniger körperlich fordernd zu üben als vorher.

Nach der Geburt meiner Tochter machte ich eine erste Ausbildung zur Yogalehrerin und begann zu unterrichten. Statt stundenlang am Schreibtisch zu sitzen, verbrachte ich meine Arbeitszeit plötzlich in Bewegung. Das freute nicht nur meinen Rücken. Der regelmäßige Wechsel zwischen Aktivität und Ruhe tat mir einfach gut.

Seitdem sind über zehn Jahre vergangen, in denen ich weitere Yogaausbildungen mit anderen Schwerpunkten absolviert und meine Art zu üben immer wieder nach meinen Bedürfnissen geändert habe. Das ist das Geniale am Yoga: Das Anpassen der Praxis an den einzelnen Menschen ist ein selbstverständliches Grundprinzip. Im Yoga können wir unsere Individualität erkennen und feiern. Wenn wir Hilfsmittel benutzen, heißt das nicht, dass wir etwas nicht können, sondern dass wir uns selbst kennen.

Dieser individuelle Ansatz verlangt Selbsterkenntnis, ein bisschen Wissen über Anatomie, und Mut. Wir alle kennen aus der Schule das Prinzip des Lernens durch Nachahmen. Es fällt uns deshalb leichter, das von einem Yogalehrer vorgegebene Programm auszuführen, als innezuhalten und uns zu fragen: Bringt mir das gerade etwas? Ist das gut für meinen Rücken, für meine Knie? Macht mich das ruhiger oder nervöser? Aber nur, wenn wir uns solche Fragen stellen und auf die Antworten hören, können wir Ruhe und Klarheit finden. Oder, wie es beim Yoga heißt, die Einheit von Körper und Geist. Wer auf diese Weise in sich ruht, kann seinen Platz in der Welt einnehmen. Er oder sie kann in Kontakt mit anderen treten, ohne die eigene Position zu verlieren. Und das Schönste: Weil wir unserer selbst sicherer sind, können wir anderen mit mehr Einfühlungsvermögen und Großzügigkeit begegnen.

Restorative Yoga ist unglaublich hilfreich auf diesem Weg, weil es viel radikaler als alle anderen Arten von Yoga jede Art von Fremdlenkung und Ablenkung ausschaltet. Ich begebe mich in die Haltung hinein und schließe die Augen. Niemand macht etwas vor. Niemand kann etwas falsch machen. Individueller geht es kaum. Gleichzeitig zeugt es von großer Toleranz: Jeder macht es auf seine oder ihre Weise richtig.

Im Restorative Yoga kann jeder mithilfe von Kissen, Decken und anderen Stützen in Körperhaltungen kommen, die sich unglaublich bequem anfühlen. Wirklich jeder. Dabei entsteht ein Wohlbefinden, das unser Nervensystem nachhaltig beruhigt und die negativen Folgen von Stress bekämpft. Wir erleben am eigenen Körper, wie es sich anfühlt, einfach da zu sein. Ohne Aufgaben, ohne Arbeit, ohne den Zwang zur Rechtfertigung.

Und das haben wir alle verdient. „Restorative" bedeutet nämlich auch „wiederherstellend". In diesen Yogahaltungen stellen wir einen Urzustand von Wohlbefinden wieder her. Wir schaffen die bestmöglichen Bedingungen für Entspannung und kommen zu uns selbst nach Hause. Klingt banal? Ist aber dennoch für die wenigsten von uns selbstverständlich. Ich erlebe oft, wie sich eine Teilnehmerin plötzlich mit einem befreiten Seufzer entspannt, nachdem ich ihr ein Kissen unter den Kopf oder die Hand geschoben habe. Wenn es so simpel ist, warum machen wir es nicht? Wir können alle liebevolle Unterstützung gebrauchen. Genau das will dieses Buch sein.

Mit diesem Buch lade ich Sie ein, weniger zu tun, als Sie tun könnten. Nehmen Sie sich die Zeit dafür. Das ist nicht ganz leicht. Aber Sie sind es wert. Erleben Sie, wie sich Ihre Kraftreserven und Ihr Selbstbewusstsein dadurch neu aufladen. Die Ergebnisse werden Ihnen gefallen. Garantiert.

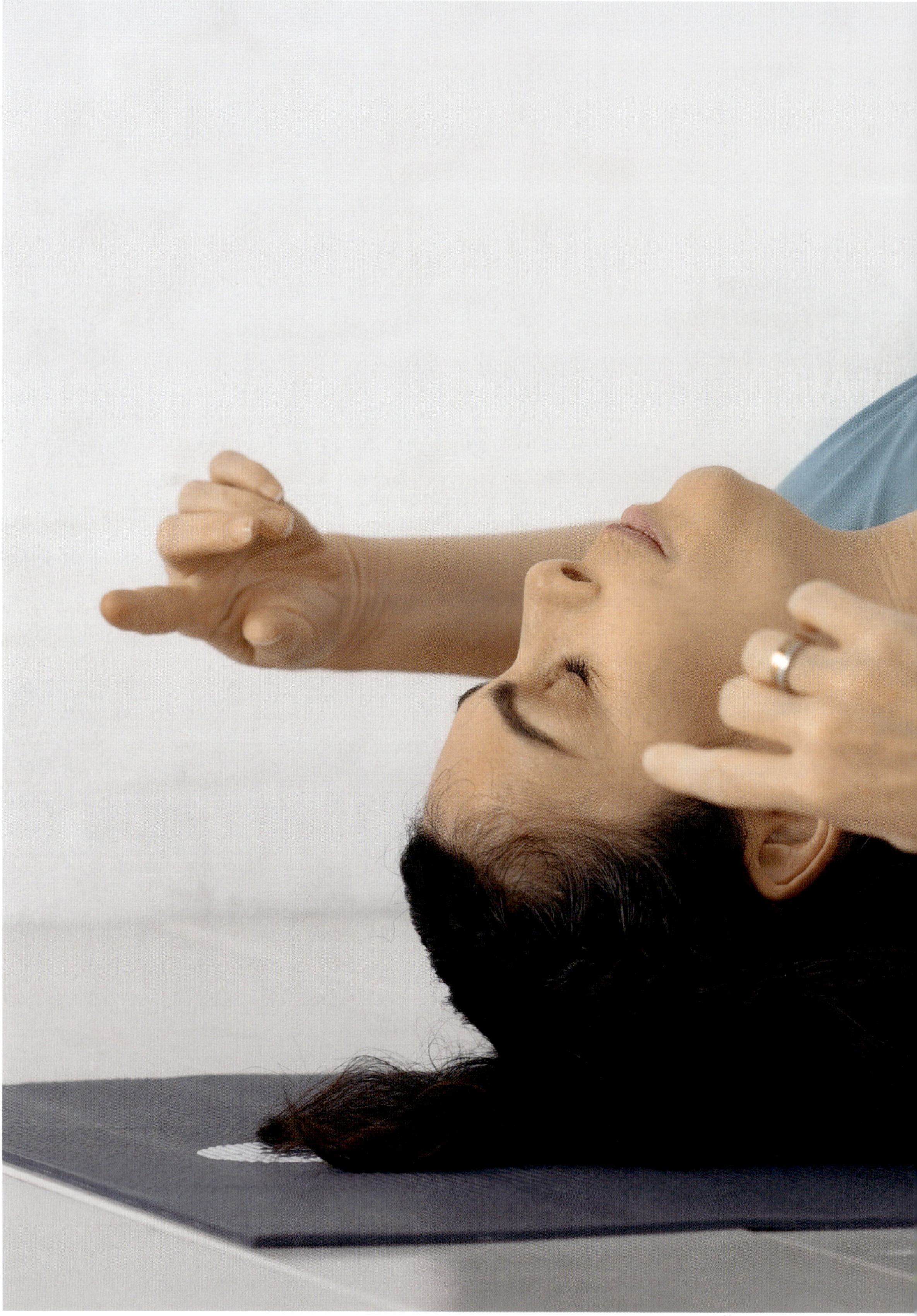

1
Aktive Entspannung ist lebenswichtig

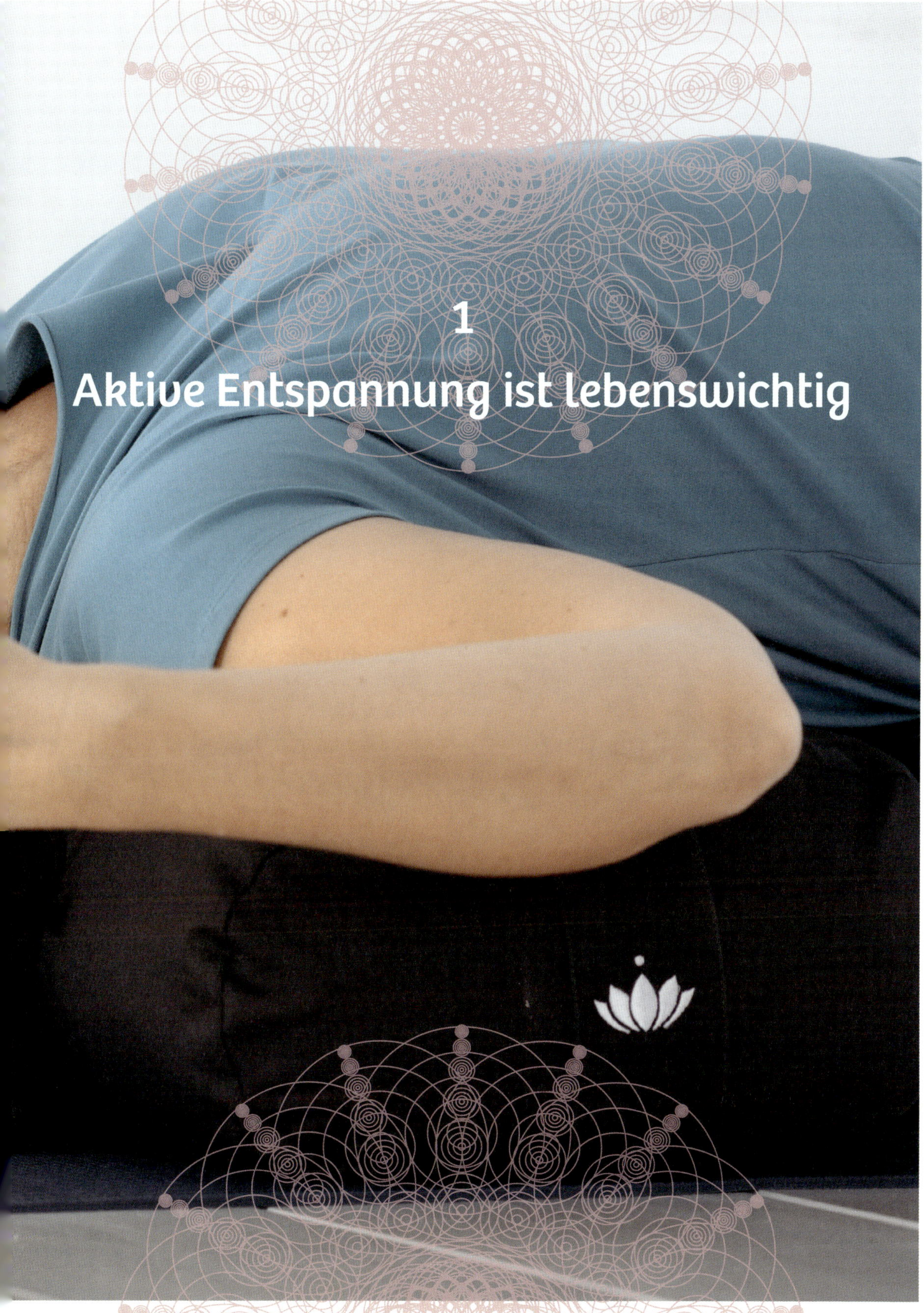

To do nothing at all is the most difficult thing in the world, the most difficult and the most intellectual. (The Critic As Artist, Oscar Wilde)

Nichtstun ist die allerschwierigste Beschäftigung und zugleich diejenige, die am meisten Geist voraussetzt. (Der Kritiker als Künstler, Oscar Wilde)

→ **In diesem Kapitel erfahren Sie, was das Radikale an Restorative Yoga ist und wie es uns hilft, unser volles menschliches Potenzial zu erreichen.**

Yoga: Zeitgemäß, aber mit Tradition

Was wünschen Sie sich vom Yoga? Meist sind es ganz alltägliche, praktische Gründe, die uns auf die Matte bringen. Der Arzt empfiehlt es, weil es gegen Rückenschmerzen helfen soll. Schließlich sitzen wir stundenlang am Schreibtisch und möchten uns einmal wieder so richtig recken und strecken. Oder wir sind gestresst und suchen eine Methode zur Entspannung. Viele Frauen, die meine Stunden besuchen, bekamen von ihrer Hebamme oder Gynäkologin yogische Atemübungen als Geburtsvorbereitung empfohlen. Wer es aus den genannten Gründen mit Yoga versucht, wird sicher nicht enttäuscht. Doch Yoga kann noch viel mehr, als Geschmeidigkeit und Entspannung zu schenken.

Yoga ist eine jahrtausendealte Lebensphilosophie aus Indien. Und inzwischen haben sich unter dem breiten Dach dieses Namens zahlreiche ganz unterschiedliche Denkrichtungen versammelt. Gemeinsam ist ihnen nur eines: Sie alle wollen einen Weg zur Befreiung von inneren Zwängen weisen. Das Wort „Yoga“ stammt aus dem Sanskrit, und seine Wurzel „yuj“ bedeutet „anschirren“ oder auch „vereinigen“. Im Yoga sollen Körper und Geist vereinigt werden, auf dass wir uns in uns selbst wohlfühlen. In einem der großen Yogaklassiker, den über 2000 Jahre alten *Yogasutras* des Gelehrten Patanjali, heißt es: „Yoga ist, wenn die Bewegungen des

Geistes zur Ruhe kommen." Schon damals wusste man: Das größte Hindernis auf dem Weg zum inneren Frieden ist die Unruhe unseres eigenen Geistes. Wenn wir ein glücklicheres Leben führen möchten, müssen wir nicht unsere Umgebung, sondern uns selbst verändern. Yoga zeigt uns einen Weg zur inneren Freiheit und gibt uns die nötigen Werkzeuge dafür an die Hand.

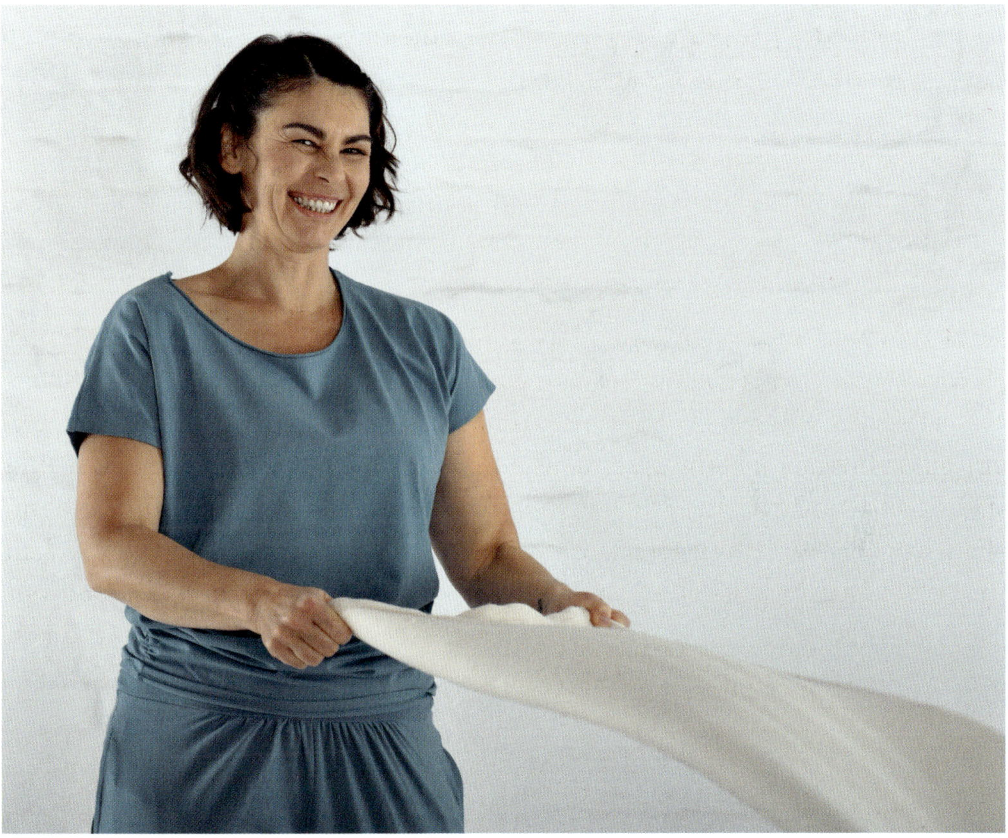

Welche Werkzeuge das sind, hängt von der Art des Yoga ab, für die Sie sich entscheiden. Manche Schulen stellen Meditation in den Mittelpunkt, andere legen mehr Wert auf Körperübungen. Gemeinsam ist fast allen Stilen, dass mit dem Atem gearbeitet wird. Schon die alten Yogis stellten fest, dass der Atem die Brücke zwischen Körper und Geist ist. Den Atem zu beeinflussen ist der beste Weg, unmittelbar auf den unruhigen Geist Einfluss zu nehmen. Die betont sportlichen Körperübungen mancher Yogatraditionen haben sich viel später entwickelt als Atemtechniken und Meditationen. Einer der ersten Texte, in denen Übungen für den Körper beschrieben werden, ist die *Hatha Yoga Pradipika* aus dem 15. Jahrhundert. Einige dieser Asanas genannten Haltungen werden bis heute im Yogaunterricht gelehrt. Die meisten Übungen der modernen Yogastile wurden allerdings erst im 20. Jahrhundert entwickelt. Mark Singleton hat in seiner Geschichte des modernen Yoga herausgearbeitet, dass viele der in Indien entwickelten Körperübungen aus der schwedischen Gymnastik entlehnt und durchaus ganz profan zur Körperertüchtigung gedacht waren. Erleuchtung oder Befreiung waren den Lehrern weniger wichtig als kräftige Schüler, die sich mit vermeintlich original indischen Übungen für den Kampf gegen die britischen Kolonialherren stärken konnten. Besonders in den letzten Jahrzehnten haben auch viele westliche Lehrer die Lehren des Yoga – angepasst an europäische und amerikanische Schüler – weiterentwickelt.

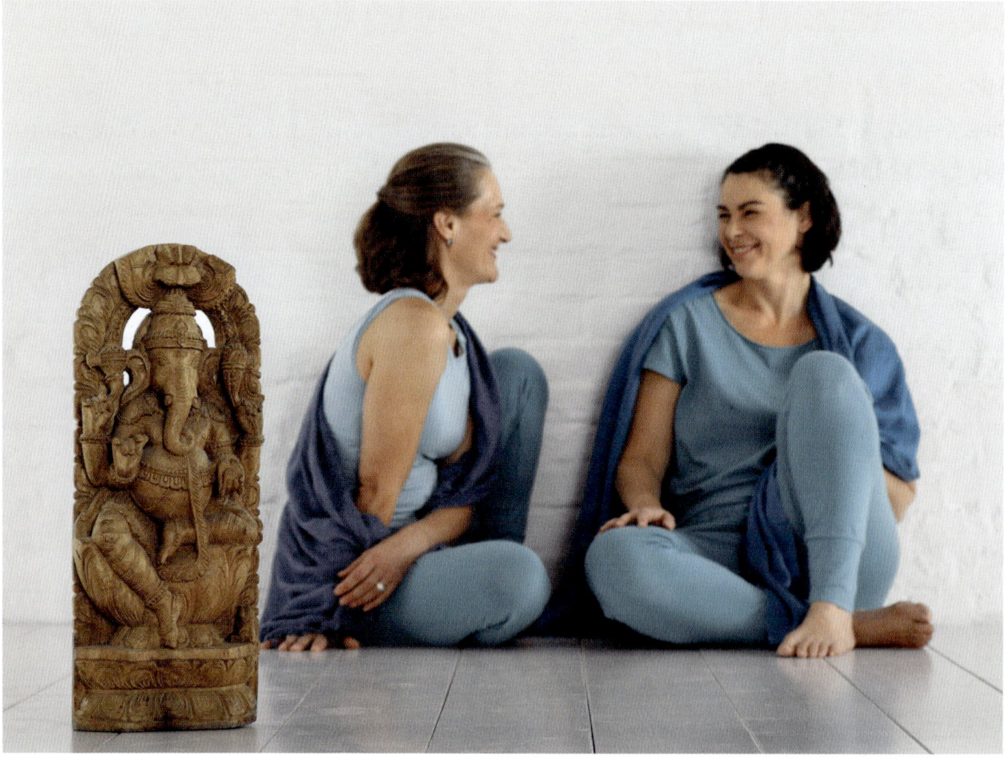

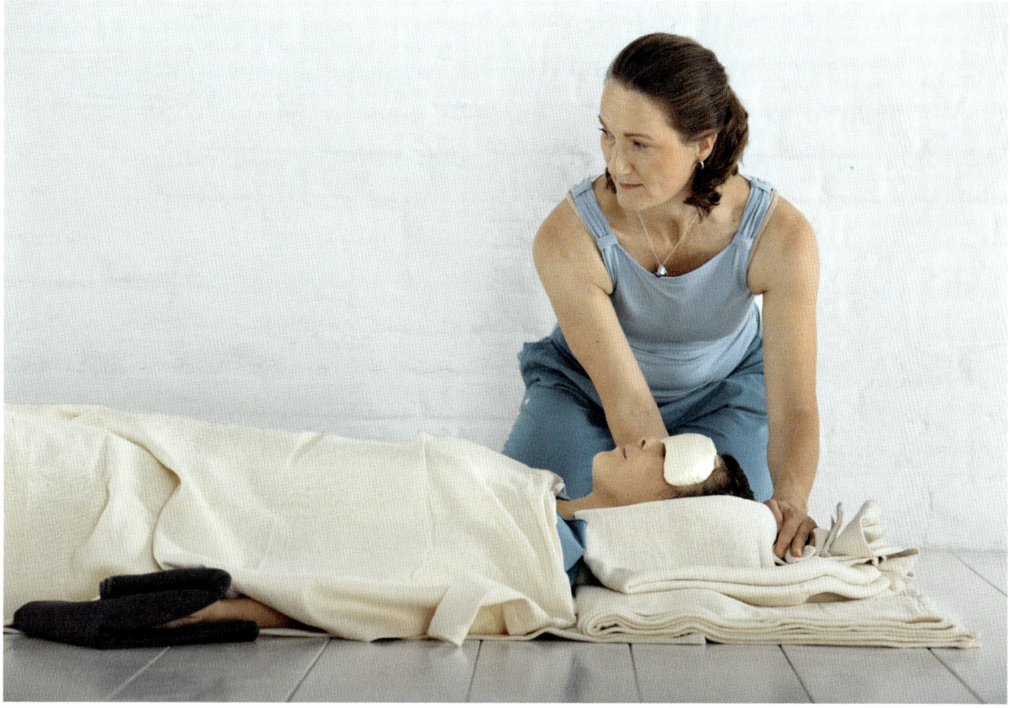

Wo liegt der Zusammenhang zwischen den Körperübungen und der Befreiung des Geistes? Die meisten von uns bekommen den Kopf nur frei, wenn sie zuerst etwas für den Körper tun. Da wir uns im Vergleich zu unseren Vorfahren wenig bewegen und oft ein unterentwickeltes Körpergefühl haben, ist es nur konsequent und sinnvoll, den Weg zum Geist über den Umweg des Körpers zu nehmen. Wir müssen beide Teile kennen, um sie in Einklang bringen zu können: Fühlen wir uns in unserem Körper wohl, gelingt es dem Geist viel eher, zur Ruhe zu kommen. Haben wir uns eine Weile aktiv bewegt und dadurch Spannung abgebaut, fällt es uns leichter, uns still zum Meditieren hinzusetzen. Es funktioniert auch umgekehrt: Stress und Sorgen können uns körperlich krank machen, und Stressabbau stärkt unsere körperliche Gesundheit. Körper und Geist kommunizieren miteinander – und indem wir mit dem einen arbeiten, beeinflussen wir den anderen.

Die Wissenschaft kann heute durch Studien nachvollziehen, was die ersten Yogis vor mehreren Tausend Jahren durch Beobachtung festgestellt haben: Sobald wir unseren Atem verändern, wirkt das auf unseren Körper und unseren Geist.

Deshalb wird dem Atem beim Yoga besondere Aufmerksamkeit geschenkt. Mal in Bewegung, mal in Ruhe beobachten wir unseren individuellen Atem, der je nach Tagesform tief und ruhig, aber auch kurz und angestrengt sein kann. Wenn wir unseren Atem kennenlernen, lernen wir immer auch etwas über unser körperliches und seelisches Wohlbefinden. Und wir können beides beeinflussen.

Beim Restorative Yoga machen wir das auf eine fürs moderne Yoga sehr ungewöhnliche Art. Denn diese Yogarichtung unterscheidet sich in einem wichtigen Punkt ganz grundsätzlich von allen anderen: Im Restorative Yoga bewegen wir uns fast gar nicht. Während der Körper in aktiven Yogastilen durch Bewegung Spannung abbaut, wird er im Restorative Yoga durch Polster komplett abgestützt und darf vollständig passiv sein. Das wirkt profund und nachhaltig auf Körper und Geist.

Beim Restorative Yoga legen Sie den Schalter von „Senden" auf „Empfangen" um. Sie brauchen nämlich nichts zu tun. Es reicht, da zu sein und die Haltung wahrzunehmen. Sie wird Ihnen geschenkt, ohne dass Sie sich dafür anstrengen müssen. Für viele Menschen ist das eine so unwahrscheinliche Vorstellung, dass ihnen diese passive Art des Übens schwerer fällt als die Verknotung in komplizierten Asanas. Aber wer sich der Ruhe hingibt, entdeckt darin ganz viel Offenheit, Kraft und Zeit – genau die Dinge, die viele von uns im Alltag vermissen.

→ **Im nächsten Abschnitt lesen Sie, was dabei in Ihrem Körper passiert und warum es so wichtig für die Gesundheit ist.**

Warum von nichts eben doch mehr als nichts kommt

Woran denken Sie, wenn Sie „Von nichts kommt nichts!" hören? An einen Lehrer? An Ihre Eltern? Wir sind alle oft ermahnt worden, mehr zu leisten. Leistung und hoher persönlicher Einsatz haben einen guten Ruf. Das *Dolcefarniente* dagegen, das süße Nichtstun, ist etwas Exotisches, das die meisten von uns sich bestenfalls im Urlaub leisten.

Dabei ist ein regelmäßiger Ausgleich zwischen Aktivität und Ruhe entscheidend dafür, leistungsfähig zu bleiben. Spitzensportler wissen das und legen deshalb zwischen Trainingseinheiten Pausen ein. Was für körperliche Höchstleistungen gilt, trifft auch für Normalverbraucher zu: Wenn wir unsere Energie erhalten wollen, müssen wir sie ab und zu aufladen. Stellen wir den Schalter ständig auf „an", ist irgendwann die Batterie leer. Übertragen auf die Funktion des menschlichen Organismus bedeutet das: Unser Nervensystem gerät aus dem Gleichgewicht, und wir reagieren mit Stressbeschwerden. Solche Symptome treten auf, wenn unser Nervensystem nach Belastungen keine Zeit bekommt, sich zu regenerieren. Werden wir den ganzen Tag lang von äußeren Reizen zur Reaktion gefordert, ohne zwischendrin auch einmal abzuschalten, verselbstständigen sich irgendwann die Körperprozesse, die bei äußerer Aktivität ablaufen. Dann sind wir nicht nur in Alarmbereitschaft, wenn Gefahr droht, sondern permanent.

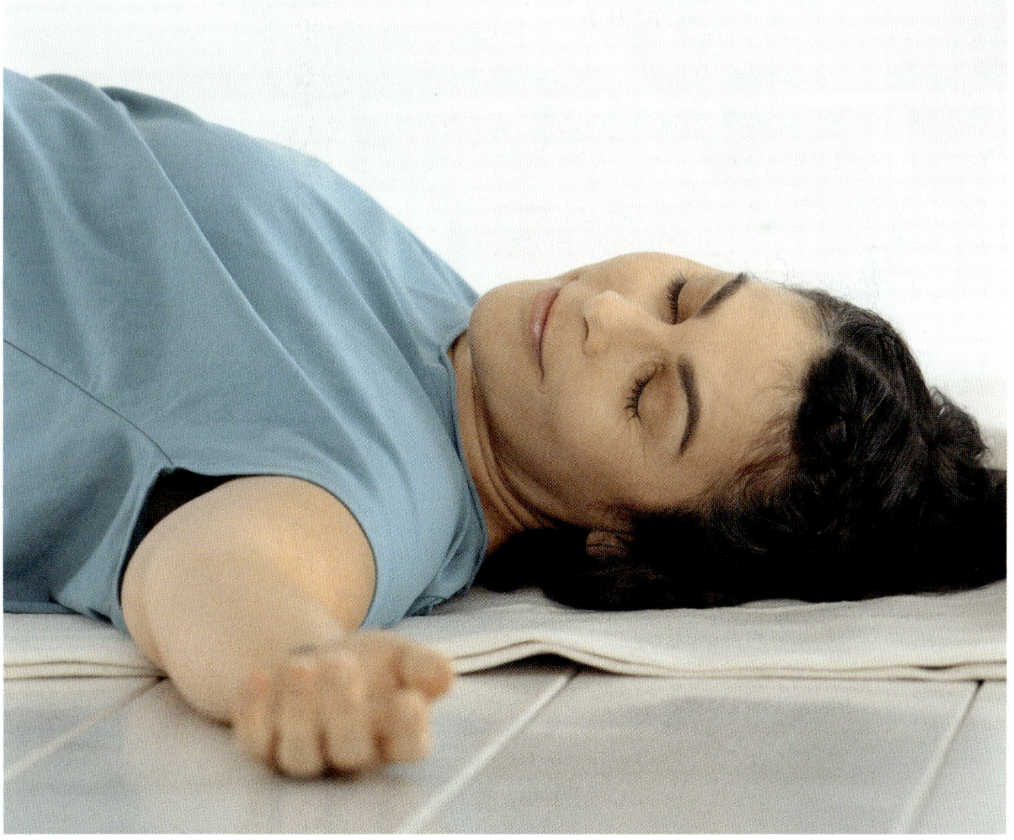

Werden Sie morgens nur mit Mühe wach? Haben Sie abends Schwierigkeiten beim Einschlafen? Können Sie sich schlecht konzentrieren? Bekommen Sie leicht Kopfschmerzen? Ist Ihre Verdauung unregelmäßig? Werden Sie schnell wütend? Spüren Sie oft Gliederschmerzen oder Rückenschmerzen? Knirschen Sie mit den Zähnen? Fühlen Sie sich oft entweder unruhig oder völlig lustlos? All das können subtile Hinweise darauf sein, dass Ihr Körper und Ihr Geist sich mehr Ausgleich für die täglichen Anstrengungen wünschen. Reagieren Sie auf diese Andeutungen nicht, wird Ihr Körper Ihnen irgendwann deutlichere Zeichen von Überbeanspruchung geben, zum Beispiel durch Schlaflosigkeit, erhöhten Blutdruck, Krankheitsanfälligkeit, Depressionen oder ständige Erschöpfung.

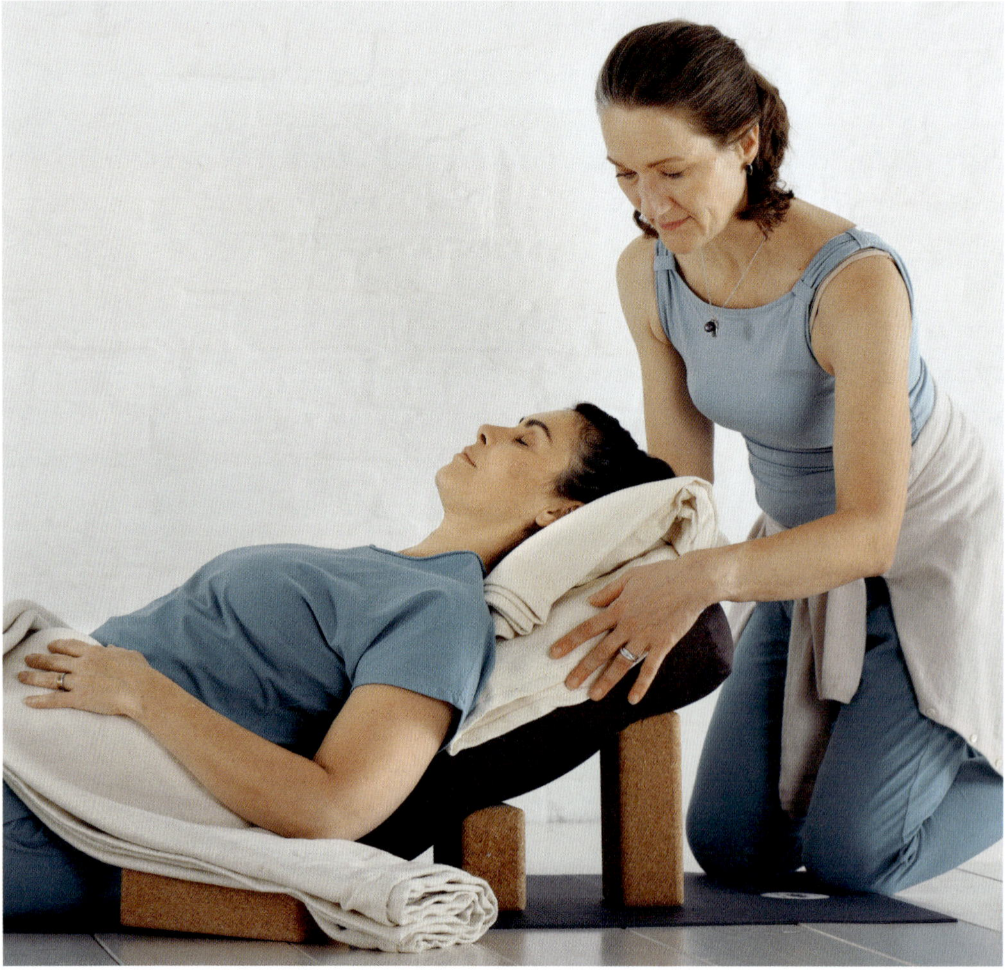

Was löst diese Überreaktion aus? Sooft unser Organismus einen äußeren Reiz empfängt, wird er von den Nerven verarbeitet und vom Gehirn interpretiert. Wird ein Reiz als Bedrohung eingestuft, schaltet der Körper in einen Zustand, in dem er schnell und kraftvoll reagieren kann. Werden Sie also beispielsweise angegriffen, aktiviert er alle Funktionen, die in dieser Situation besonders wichtig sind: Ihr Herz pumpt stärker, Sie atmen schneller, Ihr Blutzucker steigt an und Ihr Stoffwechsel beschleunigt sich. Ihr ganzer Körper kann auf diese Weise rasch mit Energie versorgt werden, damit Sie sich wehren oder weglaufen können. Ihr Muskeltonus steigt an, damit Sie schneller zuschlagen oder laufen können. Gleichzeitig werden die Verdauung, die Immunabwehr, Regenerations- und Heilungsprozesse und auch die Fruchtbarkeit zurückgestuft, damit mehr Kraft für die akute Belastung bereitsteht.

Die Regelung dieser Funktionen im Körper läuft unbewusst ab, wir können sie nicht willkürlich steuern. Der dafür zuständige Teil unseres Nervensystems heißt deshalb vegetatives oder autonomes Nervensystem. Das vegetative Nervensystem besteht aus zwei Teilen. Der für eine schnelle, aktive Reaktion zuständige Teil heißt Sympathikus. Ist die gefühlte Bedrohung vorüber, werden die Funktionen heruntergeregelt, die für die schnelle Reaktion gesorgt haben. Stattdessen treten die längerfristigen Aufbauprozesse in den Vordergrund. Dieser komplementäre Anteil des autonomen Nervensystems heißt Parasympathikus. Die wechselseitige Aktivität von Sympathikus und Parasympathikus funktioniert ähnlich wie eine Wippe: Sobald der Sympathikus dominant ist, muss der Parasympathikus mit seinen Aktivitäten zurücktreten und umgekehrt.

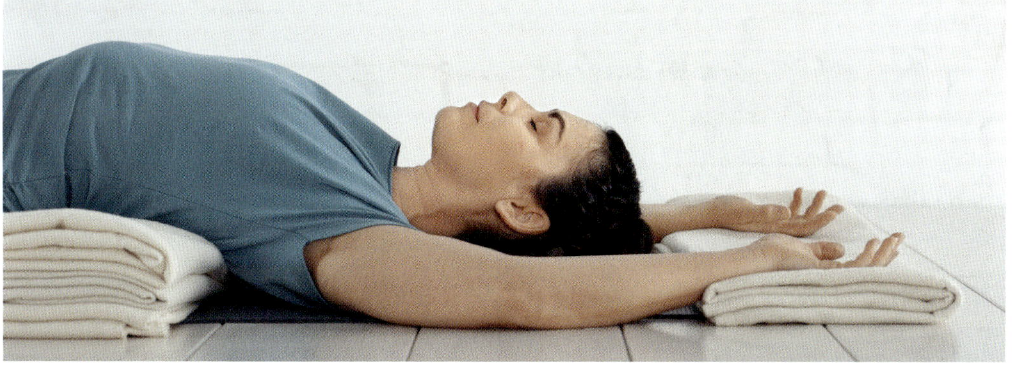

Jetzt können Sie sich wahrscheinlich vorstellen, warum wir in gefühlt stressigen Zeiten abends schlecht schlafen können, obwohl wir eigentlich müde sein müssten: Alle Situationen oder Eindrücke, die schnelle Reaktionen verlangen, aktivieren den Sympathikus. Also auch eine Überlastung mit zu vielen Reizen – oder eben Stress! Fühlten wir uns tagsüber gestresst, war der sympathische Anteil unseres Nervensystems im Dauereinsatz, und alle von ihm gesteuerten Funktionen liefen auf Hochtouren. Doch da wir in den meisten Fällen gar nicht die körperliche Hochleistung bringen mussten, auf die uns der schnelle Herzschlag, der erhöhte Blutzucker und die starke Muskelspannung vorbereitet haben, wartet unser Körper weiterhin auf seinen Einsatz. Und wenn wir im Geiste auch noch am Abend nicht bewältigte Situationen des Tages durchspielen, stellt unser Sympathikus immer wieder Energie für vermeintlich anstehende plötzliche Krisensituationen zur Verfügung – und wir können nicht abschalten.

Wie kommen wir aus dieser Falle hinaus? Es gibt zwei Gegenmittel, die sich wunderbar ergänzen. Entweder wir bewegen uns ganz viel – oder gar nicht. Ganz richtig: Wir können die Überreaktion des Körpers durch sportliche Bewegung abbauen, denn sie wurde ja ursprünglich für Leistungen wie Laufen oder Kämpfen bereitgestellt. Das funktioniert allerdings nur, solange wir genug Energie für körperliche Aktivität übrig haben. Sitzen wir zum Beispiel tagsüber viel am Schreibtisch und werden vor allem geistig gefordert, ist die Bewegung nicht nur Ausgleich fürs lange Sitzen, sondern auch eine Möglichkeit, Spannung abzubauen, die durch ungelöste Probleme, unbeantwortete Fragen und Konflikte mit anderen entstanden ist. Deshalb kann es so großartig sein, vor oder nach der Arbeit eine Runde um den Block zu joggen.

Auch Yoga bietet Ausgleich, aber auf völlig andere Weise. Vielleicht haben Sie schon einmal einen körperlich aktiven Yogastil ausprobiert. Hatha Yoga mit seinen vielen Unterarten (wie zum Beispiel Vinyasa Flow, Ashtanga, Power Yoga, Hot Yoga oder Jivamukti) hat den Ruf, Stress abzubauen. Sofern langsam, aufmerksam und auf die individuellen Bedürfnisse des einzelnen Schülers abgestimmt geübt wird, stimmt das auch. Denn dann können die Übungen ein Gegengewicht zum schnellen und leistungsorientierten Alltag bilden und dadurch für

Entspannung sorgen. Gewöhnlich werden an uns von außen Anforderungen gestellt, auf die wir reagieren müssen. Beim Yoga dagegen passen wir die Übungen an unsere Kondition und unsere aktuelle Verfassung an. Wir üben mit dem Ziel, bestimmte Muskeln einzusetzen, ohne dabei eine feste äußere Form vor unserem inneren Auge zu haben. Mit anderen Worten: Das Ziel der Übung ist, die Übung zu machen. Wie hoch Sie dabei das Bein heben, und ob das so aussieht wie bei der Person auf der Matte neben Ihnen, spielt keine Rolle. Nur wenn Ihnen im Unterricht auf Ihre aktuelle Fitness abgestimmte Variationen angeboten werden, können Sie beim Yoga wirklich Stress abbauen. Wenn Sie sich in einer Haltung anstrengen müssen, reduzieren Sie Ihre Belastung nicht. Denn diese Anstrengung wird von Ihrem vegetativen Nervensystem als Stress interpretiert. Hören Sie immer wieder auf Ihren Atem und sorgen Sie dafür, dass er während des Übens die ganze Zeit weich und gleichmäßig fließen kann.

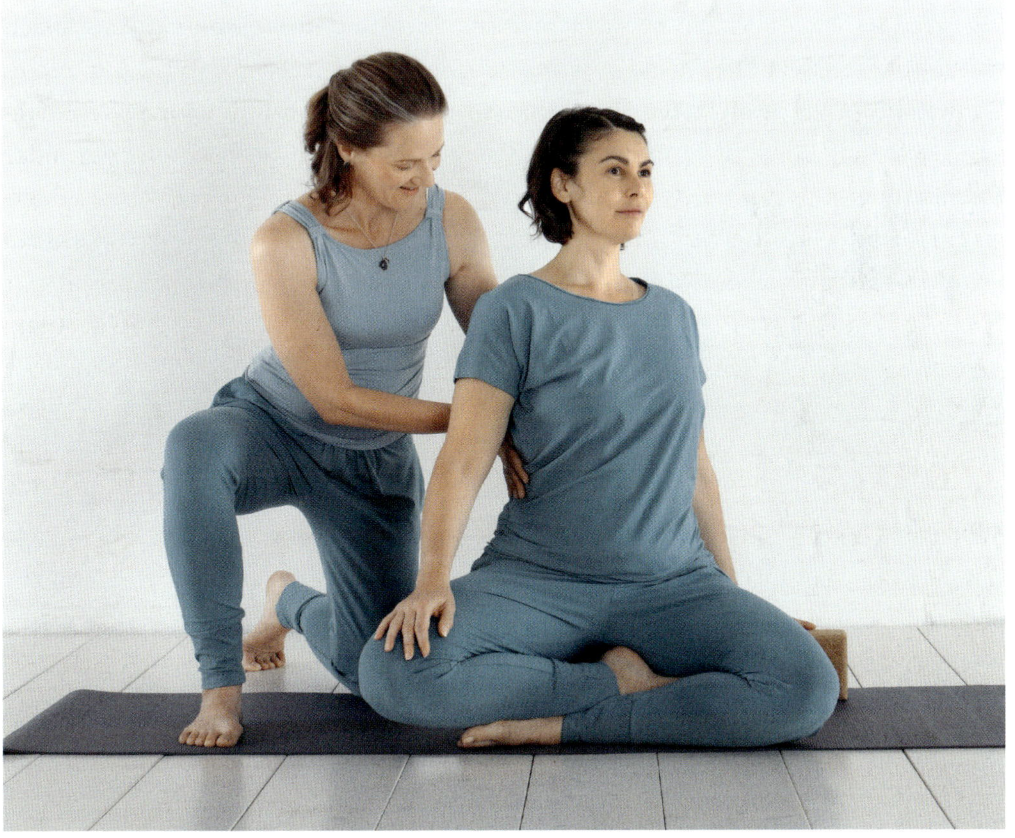

Restorative Yoga geht bei der Entspannung noch ein ganzes Stück weiter. Denn egal, wie sanft Sie üben: Für alle aktiven Yogaarten brauchen Sie Muskelkraft, Konzentration und Koordination. Ihr Nervensystem ist die ganze Zeit in Aktionsbereitschaft, weil es auf Reize von außen reagiert. Es wird vielleicht beim aktiven Yoga weniger angeregt als beim Freeclimbing oder bei einer Autofahrt während der Hauptverkehrszeit, aber es ist auf jeden Fall aktiv. Merken Sie, in welche Richtung es geht? Sie möchten sich entspannen, aber Ihr Nervensystem ist weiter in Alarmbereitschaft.

Wenn Sie also effektiv entspannen und sich wirklich erholen möchten, dann schalten Sie noch einige Gänge weiter zurück. Durch die Hilfsmittel und die ausgesuchten Körperpositionen setzen Sie beim Restorative Yoga Signale für Ihr vegetatives Nervensystem. Decken und Polster geben Wärme und Stütze, ein relativ dunkler, stiller Raum beruhigt, und die festgelegte Zeit setzt einen Rahmen. All diese Faktoren lassen den Parasympathikus dominieren und lösen Entspannung aus.

Entspannung ist kein Luxus, den wir uns leisten, sobald alles andere erledigt ist. Entspannung ist vielmehr die Voraussetzung dafür, dass wir weiter aktiv sein können.

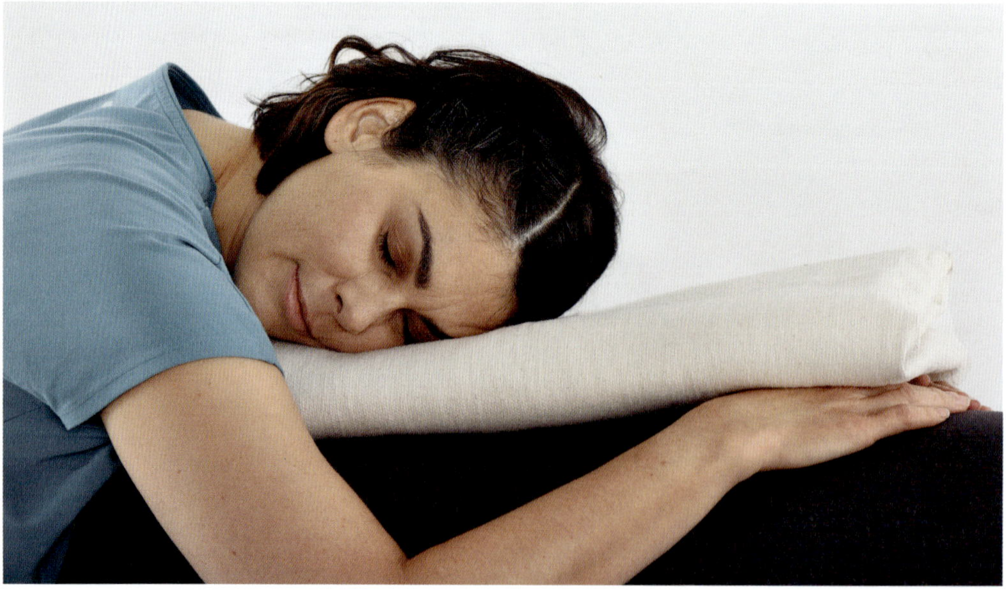

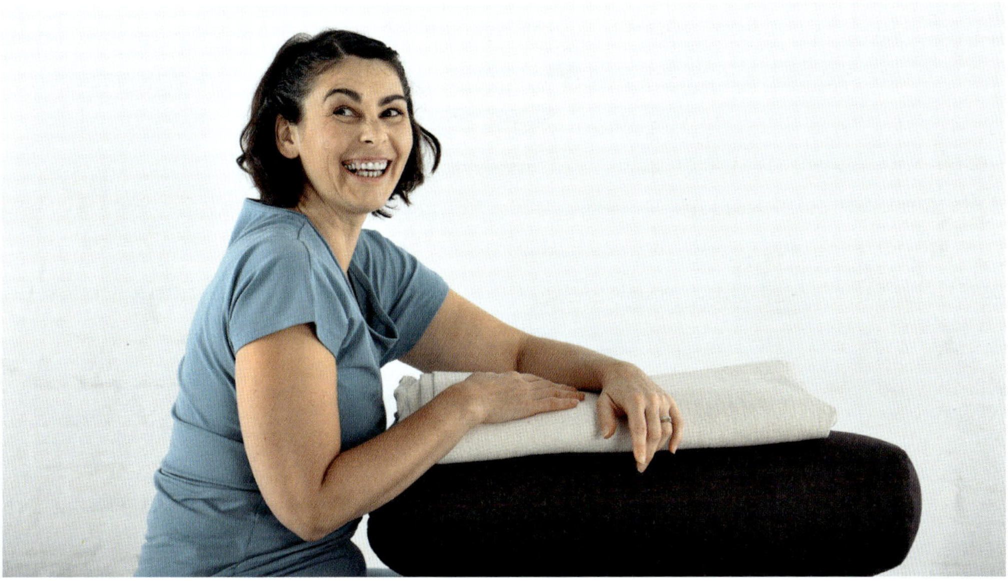

Restorative Yoga kann Ihnen sogar noch viel mehr geben als Entspannung und neue Kraft. Das Dasein ohne Tun ist für die meisten von uns nicht selbstverständlich. Es ist die absolut radikale Untätigkeit. Deshalb kann es sich anfangs durchaus fremd anfühlen. Wer sich aber öfter darauf einlässt, überwindet irgendwann die anfängliche Unruhe. Auch die manchmal während oder nach dem Üben eintretende Restmüdigkeit gibt sich, nachdem die eigenen Energiereserven aufgefüllt sind. Doch der Restorative-Prozess geht weiter. Im leeren Raum des Restorative Yoga – ohne Ablenkungen von außen – können wir etwas über unsere wahre Natur erfahren.

Seien Sie deshalb wirklich einmal bewusst passiv. Lassen Sie Leere zu. Wenn Sie an einem kreativen Projekt arbeiten, das nicht vorankommt: Schaffen Sie etwas freien Raum. Planen Sie einen Zeitraum ein, in dem nichts passiert. Wenn Neues entstehen soll, muss erst einmal Nichts da sein.

Kreativität bedeutet dabei gar nicht unbedingt Kunst, sondern vielmehr freie Gestaltung. Fast jede Aktivität kann ein kreatives Projekt sein. Ist allerdings unsere gesamte Zeit mit Erledigungen ausgefüllt, bleibt uns keine Gelegenheit zum Sortieren. Dann läuft alles nur noch wie auf Autopilot ab. Genauso fühlen wir uns dann auch: fremdgesteuert. In diesen Phasen ist es besonders schwer, die Bremse zu ziehen. Falls Sie die Vorstellung von freier Gestaltung verlockend finden, tun Sie es trotzdem. Es ist der erste Schritt in die richtige Richtung. Sie sind unterwegs. Sie sind immer noch dieselbe Person, Sie haben wahrscheinlich immer noch ungelöste Schwierigkeiten, aber Sie werden ein erstaunliches Paradox entdecken: Indem Sie sich regelmäßig Zeit einräumen, in der Sie ganz bewusst keine Probleme lösen, werden Ihre Sorgen kleiner.

Woher kommt Restorative Yoga?

Restorative Yoga wurde von B. K. S. Iyengar (1918–2014) entwickelt, einem der einflussreichsten indischen Yogalehrer des 20. Jahrhunderts.

Mit 15 Jahren hatte der kränkelnde junge Brahmane aus dem südindischen Bundesstaat Karnataka mit dem Yoga begonnen. Schon nach wenigen Jahren wurde er als Schüler von T. Krishnamacharya ein außergewöhnlich beweglicher und disziplinierter Yogalehrer. Im Westen wurde der Yogi mit den buschigen Augenbrauen bekannt, als der Geiger Yehudi Menuhin bei ihm Unterricht nahm und ihn überredete, Touren durch Europa und Amerika zu machen. Der eigenwillige Iyengar probierte unermüdlich selbst Asanas aus und führte sie auch oft öffentlich vor. Er sagte selbst einmal, er habe im Laufe seines Lebens mehr als 10.000 dreistündige Yogavorführungen gegeben.

Als Iyengar jedoch merkte, dass zahlreiche Haltungen für seine weniger geübten Schüler unerreichbar waren und sich einige sogar beim Üben verletzten, begann er, mit Hilfsmitteln zu experimentieren. Er gab seinen Schülern Blöcke, Gurte und Polster. Auf diesen Requisiten durften sich seine Yogis und Yoginis in den Asanas abstützen. Statt zum Beispiel in der Seitdehnung den Arm mit Muskelkraft in der Luft zu halten, legten sie ihn auf einen auf dem Boden stehenden Block ab. Statt das Bein in den Raum zu strecken, hängten sie es in eine Gurtschlinge und trugen so einen Teil seines Gewichts mit den Armen. Sie streckten sich über Polster aus statt auf dem harten Boden oder frei im Raum. Damit ließen sich viele Asanas auch von weniger gelenkigen und starken Yogaübenden ausführen. Endlich konnten auch sie die Wirkung der Übungen spüren.

Als Iyengar diese Hilfsmittel in seinen therapeutischen Stunden einzusetzen begann, stellte er fest, dass sie noch viel weitreichendere Wirkungen haben. Zu diesen Kursen kamen Schüler mit verschiedensten Krankheiten, viele waren körperlich ganz ungeübt oder in ihrer Beweglichkeit eingeschränkt. Iyengar gab ihnen so viele Hilfsmittel, dass sie die Haltungen komplett ohne Muskelkraft einnehmen konnten. Ohne die Kraftanstrengung konnten sie viel länger in den Haltungen bleiben, als es ihnen (oder ihren geübteren Mitschülern) sonst möglich gewesen wäre. Sie konnten Rückbeugen, Vorbeugen, Drehungen und Umkehrhaltungen üben und die wohltuende Wirkung der Haltungen auf ihren Körper und Geist erleben, ohne sich zu überanstrengen oder zu verletzen. Gleichzeitig stellten die Übenden fest, dass diese passive Art des Übens viel beruhigender und stärkender für das Nervensystem wirkte als jede Form des aktiven Yoga.

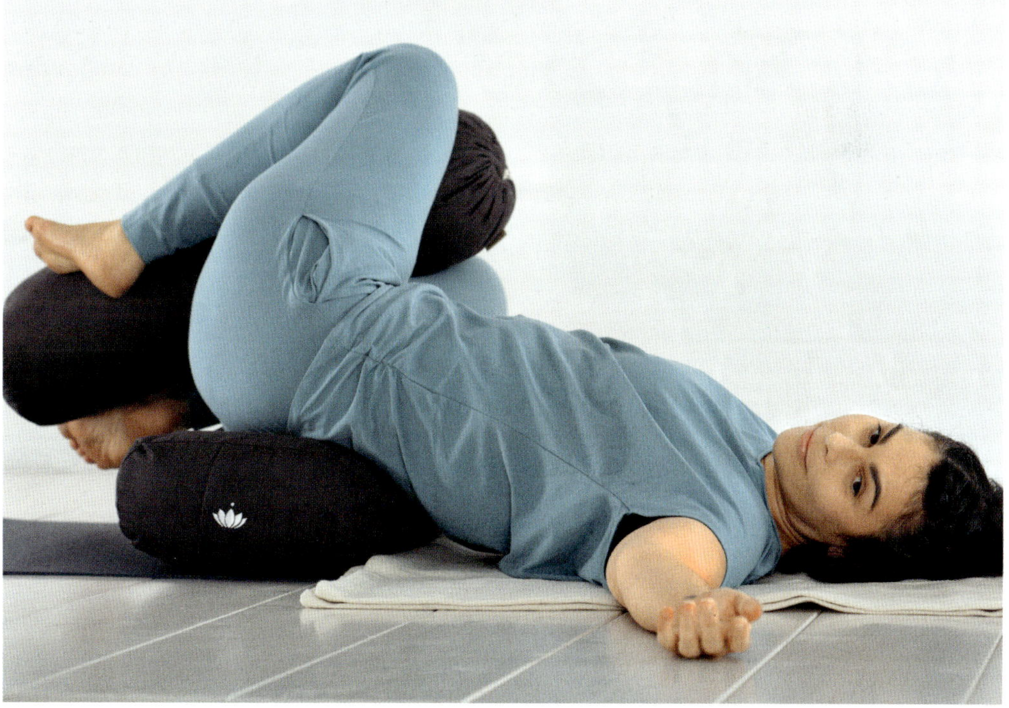

Einige von Iyengars Schülern, unter anderem Judith Hanson Lasater und Donna Farhi, brachten Restorative Yoga in den Westen. Wer mit der US-amerikanischen Lehrerin Judith Hanson Lasater übt, spürt sofort, dass sie ihr ganzes Leben in den Dienst dieses Yoga gestellt hat. Bei Iyengar – in dessen Institut in der indischen Stadt Pune – lernte sie die verschiedenen Varianten seiner Arbeit kennen: seinen aktiven Yogastil, bei dem großer Wert auf akkurate Ausrichtung gelegt wird, und die sanften, passiven Variationen, in denen die Schüler von Hilfsmitteln unterstützt werden. Als einige Zeit später ihr Zwillingsbruder starb, verlor Judith völlig die Lust an ihrer üblichen körperlich anstrengenden Yogapraxis. Stattdessen gab ihr Restorative Yoga Trost und neue Kraft. Sie erzählt, dass sie ein Jahr lang ausschließlich ganz sanft und passiv übte. Heute bieten Judith Hanson Lasater und mittlerweile auch ihre Tochter Lizzie Lasater weltweit Restorative-Workshops und Fortbildungen für Yogalehrer an, in denen sie ihre Schüler zu mehr aktiver Entspannung ermutigen.

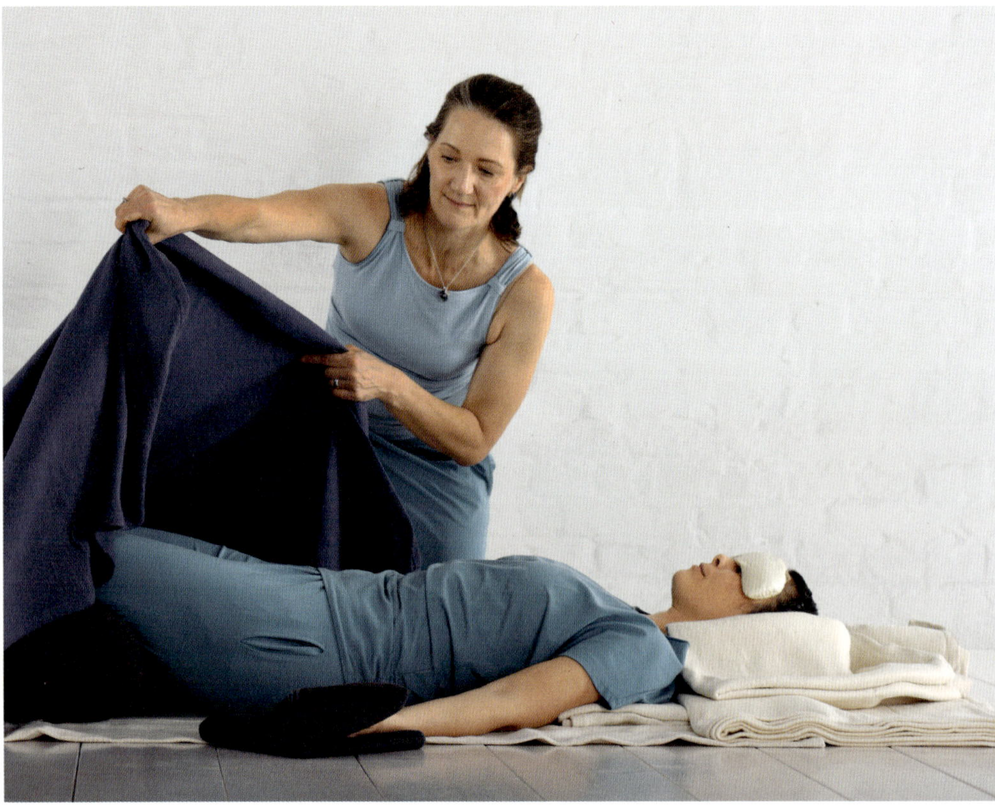

Viele Lehrer, die hauptsächlich körperlich anstrengenderen Yoga üben und unterrichten, setzen Restorative Yoga gezielt als entspannenden Teil ihrer allgemeinen Stunden ein. Andere bieten ihn als regelmäßigen Workshop oder wöchentlichen Kurs an. Restorative Yoga ist also keine neue Yoga-Marke, sondern ergänzt jeden aktiven Yogastil. Durch die Entspannung in den Haltungen betont er jene Yogaaspekte, die uns gerade in stressigen Zeiten besonders guttun.

Wichtig ist nicht, wie weit wir dehnen oder wie lange wir halten können. Wichtig ist, in der Haltung den einzelnen Moment zu spüren. Machen Sie einfach sofort eine Lesepause und probieren Sie es aus: Stellen Sie beide Füße auf den Boden und richten Sie sich im Sitzen so auf, dass Ihre Wirbelsäule beim Einatmen in die Länge wachsen und beim Ausatmen elastisch nachgeben kann. Nehmen Sie Ihren Atem wahr.

Indem wir unseren Atem und die Reaktion auf Bewegung bewusst wahrnehmen, stellen wir die Einheit zwischen Körper und Geist her. Das baut innere Anspannung ab, macht uns ausgeglichener und leistungsfähiger.

Nichts tun? Wann soll ich das noch schaffen?

Wenn Sie der Titel dieses Buches zum Lesen verlockt hat, geht es Ihnen wahrscheinlich wie den meisten von uns: Sie möchten gern mehr erledigen, wissen aber nicht, wann. Sie haben das Gefühl, den ganzen Tag beschäftigt zu sein, ohne je all das zu schaffen, was Sie sich vornehmen. Schlimmer noch: Es kommen ständig neue Projekte und Pflichten dazu. Resultat: Stress!

Ich lese oft, heute litten viel mehr Menschen unter Stress als früher. In der guten alten Zeit sei alles viel entspannter gewesen. Wirklich? Ich kann mir schwer vorstellen, dass ich es angenehmer fände, Wasser in großen Zubern zu kochen und meine Wäsche per Hand zu schrubben, oder gar an den Bach zu gehen und alles mit kaltem Wasser zu erledigen, statt die ganze Ladung in die Waschmaschine zu schieben und auf den Startknopf zu drücken. Oder für eine Reise, die heute zwei Stunden dauert, einen ganzen Tag in einer rumpelnden Kutsche zu verbringen. Und das sind nur Beispiele für eher lästige Aspekte unseres Lebens, die heute bequemer sind. Sobald ich an die unzähligen Entwicklungen denke, die das Leben heute sicherer und länger machen als früher, finde ich viele Gründe, warum wir heute durchaus viel entspannter sein könnten als unsere Vorfahren.

Wir sind es aber nicht. Unsere Lebenswelt mag bequemer und sicherer geworden sein, aber unsere innere Einstellung hat sich nicht geändert. Unser Geist produziert unablässig Gedanken und will beschäftigt werden. Er hüpft von Idee zu Idee und findet jede gleichermaßen wichtig. Er möchte gern alles gleichzeitig haben und tun.

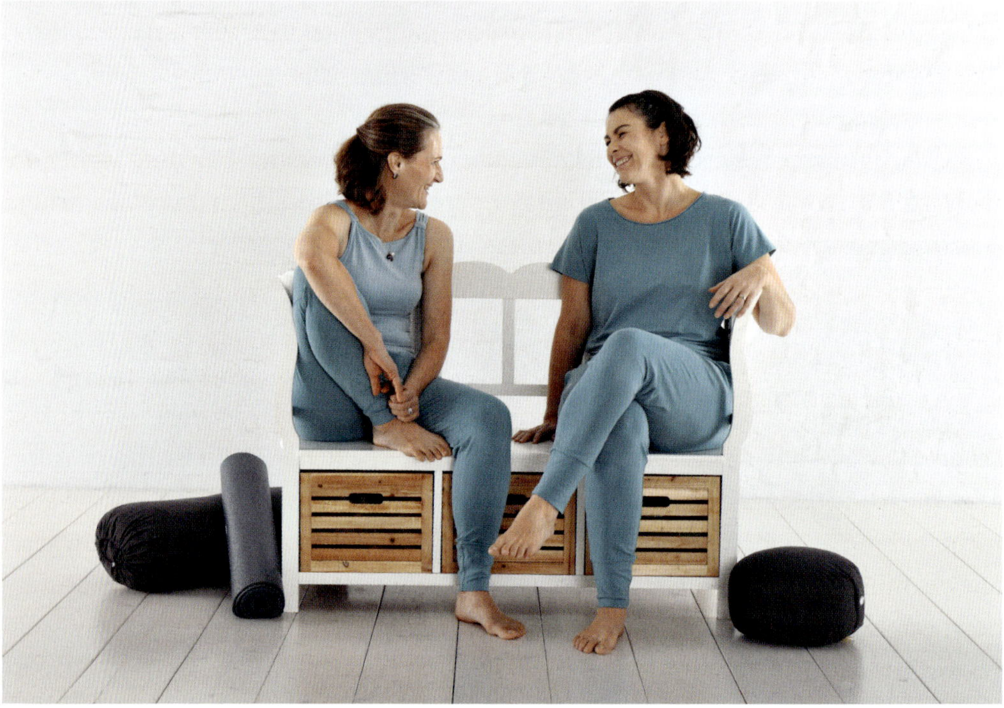

Oft fördern wir das sogar noch durch die Art, wie wir unseren Geist füttern. Wir haben die Wahl, ob wir ihm viele Beschäftigungen und Reize gleichzeitig anbieten oder nur wenige. Ich hatte vor vielen Jahren eine Kollegin, die gerne beim Fernsehen ein Buch las. Diese Art der Doppelt-Unterhaltung habe ich nie vergessen.

In den meisten Fällen könnten wir uns durchaus bewusst dafür entscheiden, uns auf eine Sache zu konzentrieren. Wir sind aber daran gewöhnt, alles Mögliche nebeneinanderher zu tun. Ich spreche hier aus eigener Erfahrung: Ich schreibe diesen Text an meinem Computer, der unglaublich viele attraktive Ablenkungsmöglichkeiten bietet, die viel weniger Mühe machen als das Schreiben. Aus dieser Vielzahl an gleichzeitigen Möglichkeiten aber entsteht Stress. Denn unser Gehirn kann nun mal immer nur eine Sache gut erledigen. Multitasking ist genau das, wonach es klingt: ein Marketing-Mythos.

Beobachten Sie sich einmal genauer dabei, wie Sie Ihre Aufgaben erledigen. Sofern Ihr Geist so ähnlich tickt wie meiner, denken Sie beim Schreiben an Kekse; an Sachen, die Sie kaufen möchten. Beim Autofahren denken Sie ans Abendessen. Beim Kochen an die Termine des folgenden Tages. Kurz: Bei den meisten unserer Tätigkeiten sind wir nur teilweise anwesend. Unser Geist schweift ab zu angenehmeren – oder einfach nur zu anderen – Dingen. Wenn wir also üben, unseren Geist wirklich bei der einen Sache zu halten, mit der wir uns beschäftigen wollen, werden wir produktiver. Das ist eine Übung für den Geist, wie Klavieretüden Übungen für die Finger sind.

Übertragen auf Restorative Yoga bedeutet das: Wir üben hier, unsere Muskeln zu entspannen und unseren Atem frei fließen zu lassen. Wir bleiben bei diesen beiden Aufgaben, auch wenn Körper und Geist uns ständig andere Vorschläge machen. Nach einiger Zeit werden wir routinierter darin, genau diese beiden Tätigkeiten zu verfolgen. Besser noch: Wenn Sie geübt haben, sich nur auf Entspannung und Atmung zu konzentrieren, können Sie diese Konzentration auf andere Tätigkeiten übertragen und sie schneller erledigen, weil Sie fokussierter arbeiten. Sie wenden zuerst einmal Zeit für Dinge auf, die scheinbar nichts mit Ihren Zielen zu tun haben. Dennoch kommen Sie Ihren Zielen näher. Denn indem Sie diese Zeit einsetzen, gewinnen Sie an anderer Stelle viel mehr Zeit dazu.

Mir ist bewusst, dass es Überwindung kostet, sich fürs Nichtstun zu entscheiden. Nichtstun hat den Beigeschmack von Faulheit und Trägheit. Es ist unproduktiv. Unser Ehrgeiz und unser Arbeitsethos machen es vielen von uns schwer, eine Pause einzulegen. Warum sind wir mit uns selbst so viel strenger als mit anderen Menschen oder mit Gebrauchsgegenständen? Wenn unser Auto kein Benzin mehr hat, tanken wir es auf. Aber wenn wir selbst müde sind, bleiben wir trotzdem noch eine Stunde am Bildschirm kleben.

Beginnen Sie mit einem kleinen Schritt. Nehmen Sie sich nur 10 Minuten Zeit, richten Sie sich in einer Restorative-Haltung ein und beobachten Sie, wie es Ihnen vorher und hinterher geht. Mit großer Wahrscheinlichkeit werden Sie schon nach diesen zehn Minuten einen Unterschied feststellen können. Betrachten Sie die Zeit als Investition in Ihre Energiereserven.

Judith Hanson Lasater hat eine wunderbare Antwort parat auf die ihr oft gestellte Frage: „Wie oft soll ich denn Restorative Yoga üben?“ Mit einem verschmitzten Lächeln sagt sie dann gern: „Nur an den Tagen, an denen du dich besser fühlen möchtest.“

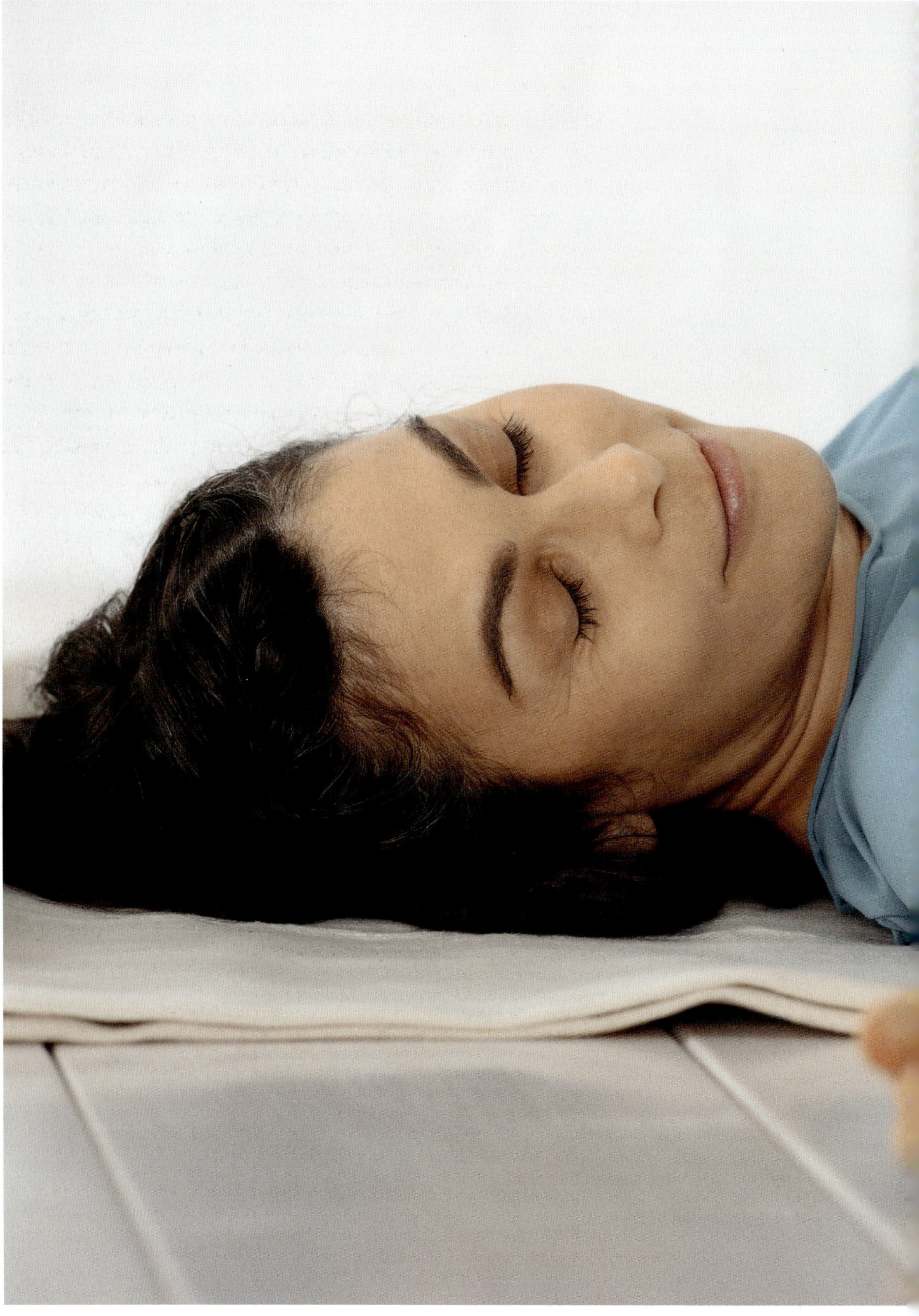

2
Aktiv entspannen und Kraft sammeln: Los geht's

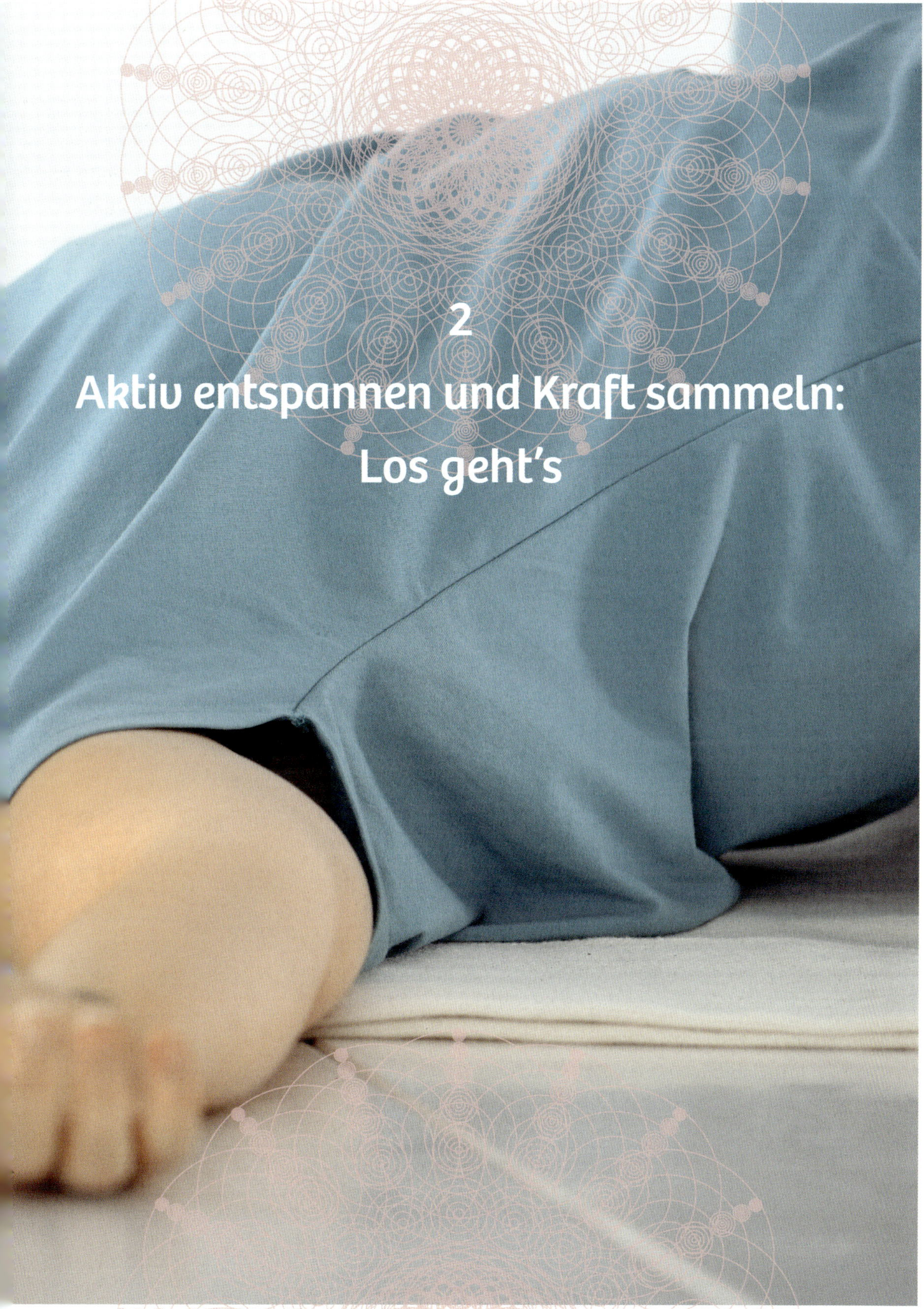

→ **Endlich geht es los mit dem Üben! Machen Sie sich in diesem Kapitel mit den praktischen Grundlagen vertraut, damit Ihre Zeit auf der Matte ein voller Genuss wird.**

Aller Anfang ist leicht

Beim Restorative Yoga ist nicht nur der Anfang leicht. Es geht auch unkompliziert weiter. Hauptsache, Sie fangen an. Setzen Sie sich ein realistisches Ziel: Probieren Sie eine einzige Haltung 10 Minuten am Tag aus. Suchen Sie nicht gleich nach einer ganzen Stunde oder mehr in Ihrem Terminkalender. Beginnen Sie mit einer kleinen Lücke.

Es ist nicht wichtig, zu welcher Tageszeit Sie üben. Morgens ist Ihr Körper ein bisschen steifer, dafür ist Ihr Geist wahrscheinlich etwas frischer. Manche Menschen sind beim Üben abends zu müde und schlafen in den Haltungen ein. Finden Sie einen Zeitraum in Ihrem Tagesablauf, zu dem Sie sich eine Pause wünschen, und richten Sie diese Pause ein. Am besten, Sie machen einen richtigen Termin für sich. Nehmen Sie diesen Termin genauso ernst wie die Termine, an denen andere Personen beteiligt sind.

Suchen Sie für den Einstieg eine Haltung aus, die Sie interessiert – ganz egal, aus welchem Bereich sie stammt. Jede der dargestellten Haltungen kann separat geübt werden und ihre Wirkung entfalten. Sobald Sie diese Wirkung spüren, werden Sie Ihr Repertoire Ihren Bedürfnissen entsprechend Stück für Stück erweitern wollen.

Wählen Sie einen bequemen Ort für Ihre Restorative-Pause. Wenn Sie sich eine Ecke einrichten können, die Sie immer ans Üben erinnert und dazu einlädt – perfekt. Sie können aber auch in einem Raum üben, der für andere Zwecke benutzt wird. Räumen Sie beiseite, was Sie an Arbeit erinnert. Breiten Sie eine Matte, eine Decke oder ein Handtuch aus, und schon können Sie beginnen.

Wichtig ist, dass Sie einen ruhigen, warmen, eher dunklen Ort wählen. Legen Sie Ihr Telefon ins Nebenzimmer und sagen Sie allen Mitbewohnern, wie lange Sie nicht gestört werden möchten.

Ziehen Sie zum Üben bequeme, wärmende Kleidung an. Sobald sich Ihr Körper entspannt, sinkt Ihre Körpertemperatur leicht, doch wenn Ihnen kalt wird, entspannen Sie sich nicht. Ziehen Sie Kleidung aus, die Sie einengt oder stark aufträgt. Dicke Pullover, Schals oder Kapuzen können bei manchen Haltungen im Weg sein. Tragen Sie gern Hosen mit weiten Beinabschlüssen, stecken Sie das Hosenbein ins Bündchen Ihrer Socken. Sonst bekommen Sie in Umkehrhaltungen irgendwann kalte Waden.

Licht ist immer anregend und stört bei der Entspannung. Sorgen Sie für gedämpfte Beleuchtung und legen Sie während des Übens probehalber ein Augenkissen, ein kleines Tuch oder einen Schal über Stirn und Augen. Sie werden merken, wie erholsam sich das anfühlt. Es schaltet nicht nur Licht aus, sondern beruhigt auch durch sein Gewicht. Den größten Teil des Kissengewichts legen Sie dabei auf die Stirn, nicht auf die druckempfindlichen Augäpfel.

Üben Sie nicht unmittelbar nach einer Mahlzeit. Einige Haltungen sind mit einem vollen Magen unbequem, und außerdem ist Ihr Körper nach dem Essen mit Verdauen beschäftigt.

Viele Menschen finden Musik sehr hilfreich beim Entspannen. Ich bin hier etwas zwiegespalten: Die Methode des Yoga ist, Störungen und Ablenkungen zu reduzieren. Sie sollen sich auf das Wesentliche konzentrieren können, nämlich auf sich selbst, auf Ihren Atem und Ihren Körper. Wenn Sie beim Yoga Musik hören, wird sich Ihr Gehirn mit der Musik beschäftigen, und womöglich können Sie

Ihren Atem nicht einmal mehr hören. Das lenkt Sie vom Yoga ab. Andererseits ist es besser, ruhige Instrumentalklänge im Kopf zu haben, als Beruf, Hunger, Zahnarzt – oder was Ihnen sonst so durch den Kopf geistert, während Sie versuchen, den Alltag hinter sich zu lassen. Für manche von uns ist Musik ein sinnvoller Fokus, der die vielen möglichen Ablenkungen in den Hintergrund treten lässt. Probieren Sie also sowohl Stille als auch zarte Klänge aus und entscheiden Sie, welche Variante Sie weiterbringt auf dem Weg nach innen.

Üben Sie langsam. Wie gesagt: Schon eine Haltung wirkt. 10-Minuten-Restorative-Pausen sind ein sehr guter Einstieg. Bewegen Sie sich gerade dann besonders gemächlich, wenn Sie wenig Zeit haben. Falls das paradox klingt: Langsamkeit suggeriert Ihrem Körper und Ihrem Geist genügend Zeit. Er reagiert darauf sofort mit Entspannung. Und schon haben Sie fast Ihr Ziel erreicht. Jetzt müssen Sie nur noch eine Weile in diesem Zustand bleiben, damit die durch Entspannung ausgelösten physiologischen Prozesse anlaufen können und die Wirkung anhält.

Wenn Sie mindestens eine halbe Stunde Zeit haben, stimmen Sie sich mit einigen Aufwärmübungen ein. Das baut Verspannungen ab, sodass Sie sich in der Ruhe noch wohler fühlen werden.

Geben Sie sich am Ende des Übens etwas Zeit für den Übergang zum aktiven Alltag: Recken und strecken Sie sich, riechen Sie an einem erfrischenden ätherischen Öl, essen und trinken Sie etwas. Singen Sie ein Mantra (eine Arie oder ein Popsong funktionieren genauso gut). Das sind alles Aktivitäten, die Ihre Sinne ganz wach werden lassen, damit Sie wieder voll für den Alltag da sein können.

Wichtig

Üben Sie immer so, dass die Haltungen wohltuend sind. Sobald Sie Schmerzen bekommen, verändern Sie die Position der Hilfsmittel oder kommen Sie aus der Haltung zurück.
Restorative Yoga ist keine Physiotherapie und ersetzt keine medizinische Behandlung. Wenn Sie Beschwerden haben oder unsicher sind, welche Haltungen für Sie sinnvoll sind, zeigen Sie Ihrem Arzt oder Ihrer Ärztin dieses Buch und besprechen Sie, welche der Übungen sich am besten für Sie eignen.

Decken, Polster und Co.: Diese Hilfsmittel brauchen Sie

Je mehr Hilfsmittel Sie einsetzen, desto bequemer können Sie sich beim Restorative Yoga einrichten. Und je bequemer Sie sich fühlen, desto intensiver entspannen Sie. Aber das bedeutet nicht, dass Sie erst groß einkaufen müssen, bevor Sie mit dem Üben beginnen.

Vieles von dem, was Sie beim Üben brauchen, haben Sie schon zu Hause. Mit ein bisschen Fantasie lassen sich viele der klassischen Yogahilfsmittel durch Haushaltsgegenstände ersetzen. Wenn ich Privatstunden in Restorative Yoga zu Hause gebe, nehme ich kaum Ausrüstung mit, sondern improvisiere mit den Dingen, die ich dort finde. So können meine Schüler auch dann üben, wenn ich nicht dabei bin.

Beginnen Sie mit dem, was Sie haben. Sie werden rasch herausfinden, welche Hilfsmittel Sie persönlich oft benutzen oder benutzen möchten – und bei welchen Sie improvisieren können.

Decken

Decken sind wahrscheinlich die vielseitigsten Hilfsmittel beim Üben. Sie können sie zu verschiedenen Formen falten oder rollen und sich damit individuell polstern und unterstützen. Eine gute Deckengröße ist 200 x 140 cm. Wählen Sie weiche Decken aus, die gefaltet ihre Höhe behalten, wenn Sie sich daraufstützen oder Ihre Arme und Beine darauf ablegen. Meist eignen sich hierfür feste Baumwolldecken am besten. Viele Fleece- und Wolldecken geben nämlich beim Abstützen zu stark nach. Sie sind allerdings besonders angenehm, falls Sie sich gern leicht und warm zudecken. Benutzen Sie gern eine Decke, deren Gewicht Ihren Körper etwas beschwert und dadurch beruhigend wirkt, sollten Sie hingegen wieder zu Baumwolle greifen.

Zum Polstern und Stützen werden die Decken gefaltet. Sie können diese Faltungen nach Ihrem persönlichen Bedarf abwandeln, aber es gibt eine Reihe von Grundformen, die ich Ihnen hier vorstelle. Auch wenn das pedantisch klingt: Es lohnt sich, die Decken sorgfältig zu falten. Schief oder lose gefaltete Decken drücken hinterher immer an der falschen Stelle.

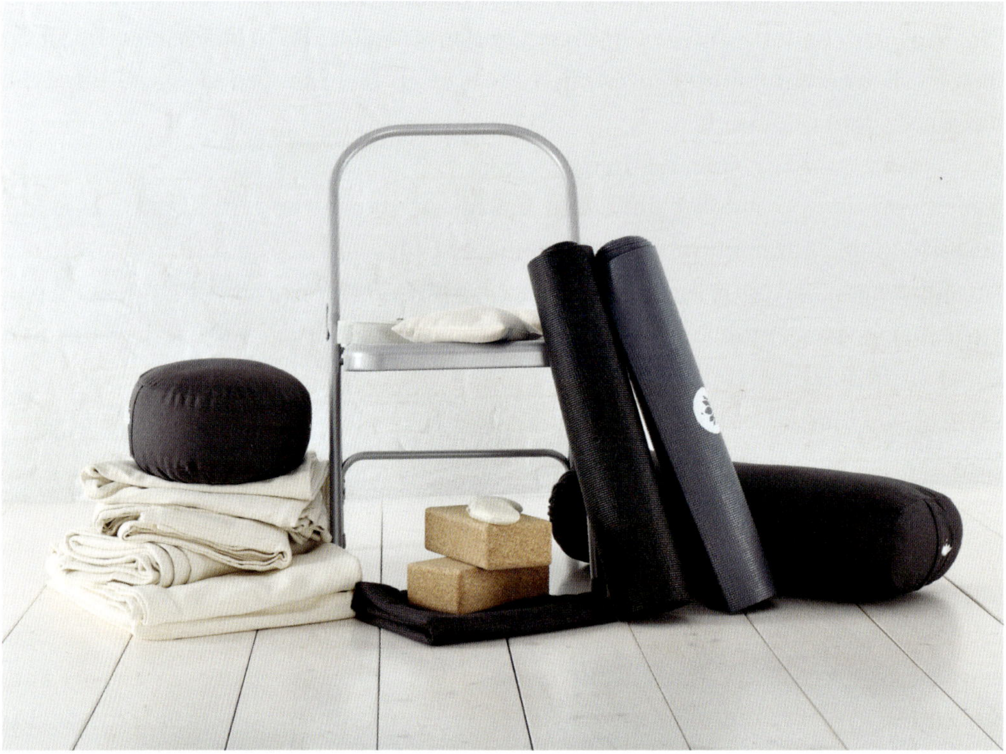

Standardfaltung

Falten Sie die Decke dreimal auf halbe Größe, wobei Sie jeweils die längere Seite halbieren.

Schmale lange Decke

Legen Sie die längeren Seiten einer Decke in Standardfaltung ein- oder zweimal übereinander, sodass die Decke eine lange flache Form bekommt. Diese Form ist gut geeignet als Unterlage für Rückbeugen, für die Knöchel, Arme, etc.

Deckenrolle

Rollen Sie eine Decke aus der Standardfaltung auf. Wenn Sie eine dicke Rolle brauchen, halbieren Sie die Standardfaltung vorher noch einmal.

Polster und Kissen

Wenn Sie Polster oder Kissen beim Restorative Yoga benutzen, legen Sie häufig einen großen Teil Ihres Körpergewichts darauf. Suchen Sie also welche aus, die ihre Form behalten und nicht in sich zusammensacken. Sofakissen sind oft zu weich. Sie brauchen mindestens ein, besser noch mehrere große, feste, längliche Kissen. 60 x 30 x 15 cm ist eine gute Größe. Auch große, feste Rollen (60 cm lang mit etwa 30 cm Durchmesser) können sehr nützlich sein.

Blöcke

Blöcke sind sehr praktisch zum Unterstützen. Sie brauchen mindestens zwei Yogablöcke, die aus Kork, Holz oder Hartschaum hergestellt werden.

Als Ersatz tun es manchmal auch Bücher oder feste Kartons. Wichtig ist, dass nichts unter Ihnen wegrutscht oder einsackt.

Gurte

Im Restorative Yoga werden Gurte eingesetzt, um vor allem die Beine in Haltungen zu stabilisieren. Die langen Yogagurte lassen sich leicht und variabel enger und weiter stellen. In vielen Fällen eignet sich auch ein weiches, festes Band, solange es nicht einschneidet. Achten Sie immer darauf, dass der Verschluss des Gurts nicht in Ihre Haut drückt. Ziehen Sie den Gurt locker an und drehen Sie die Schließe nach Möglichkeit so, dass sie nicht direkt auf der Haut oder einem Kleidungsstück aufliegt.

Augenkissen

Ein oft unterschätztes Hilfsmittel sind Augenkissen: Licht wirkt immer anregend, diese kleinen Kissen sorgen für angenehme Dunkelheit, und ihr Gewicht lässt die Augen zusätzlich entspannen. Dabei soll das Gewicht des Kissens nicht auf den Augäpfeln, sondern hauptsächlich auf der Stirn liegen. Es gibt Kissen mit Dinkelfüllung, aber auch welche mit Lavendelblütenfüllung, deren Duft zusätzlich beruhigend wirkt. Alternativ können Sie gut Schals oder kleine Handtücher nehmen.

Sandsäcke

Bei einigen Haltungen werden Sandsäcke benutzt, um Körperteile zu beschweren. Der Druck und das Gewicht signalisieren dem Körper Stabilität, sodass sich die Muskeln entspannen. Wenn Sie hier improvisieren möchten, sollte Ihr Ersatz ausreichend schwer und gleichzeitig weich sein, damit er sich an den Körper schmiegt und an seinem Platz bleibt.

Stühle

Ein stabiler Klappstuhl ist eine nützliche Hilfe für viele Positionen. Der ideale Stuhl hat einen ebenen Sitz und ist garantiert rutschfest. Ein Stuhl, der sich unter Ihnen bewegt, taugt nicht zum Entspannen.

Yogamatten

Sofern Sie auf einem harten Boden üben, kann eine Yogamatte als Unterlage nützlich sein. Sie sorgt zudem für einen rutschfesten Untergrund, was beim Einsatz von Blöcken oder eines Stuhls sehr hilfreich ist. Als Ersatz können Sie ein großes Handtuch oder eine längs gefaltete Decke verwenden.

Die Matte hat neben den praktischen Aspekten aber durchaus auch eine psychologische Bedeutung: Eine ausgerollte Matte lädt jederzeit zum Üben ein. Wo genug Platz für Ihre Matte ist, ist genug Platz für Yoga – ob zu Hause oder im Hotelzimmer.

Timer

Timer sind nicht nur sinnvoll, wenn Sie mit Restorative Yoga beginnen und nur für kurze Zeit in einer Haltung sein möchten, sondern auch, wenn Sie sich schon gut auskennen. Denn Timer gestatten es Ihnen, sich in der zur Verfügung stehenden Zeit wirklich zu entspannen. Sie stellen sicher, dass Sie genau dann wieder munter werden, wenn Ihre Tagesplanung es verlangt.

Haben Sie eine Weckfunktion in Ihrem Telefon, benötigen Sie kein zusätzliches Gerät – es sei denn, Sie befürchten, dass allein die Anwesenheit Ihres Telefons Sie vom Entspannen ablenkt. Für diesen Fall gibt es sehr edle, spezielle Meditationstimer.

Suchen Sie sich eine besonders zarte Melodie oder einen ganz weichen Ton als Weckruf aus, damit Sie nicht abrupt aus der Ruhe gerissen werden. Wenn Sie einen langsamen Übergang schaffen, hält die Wirkung länger an.

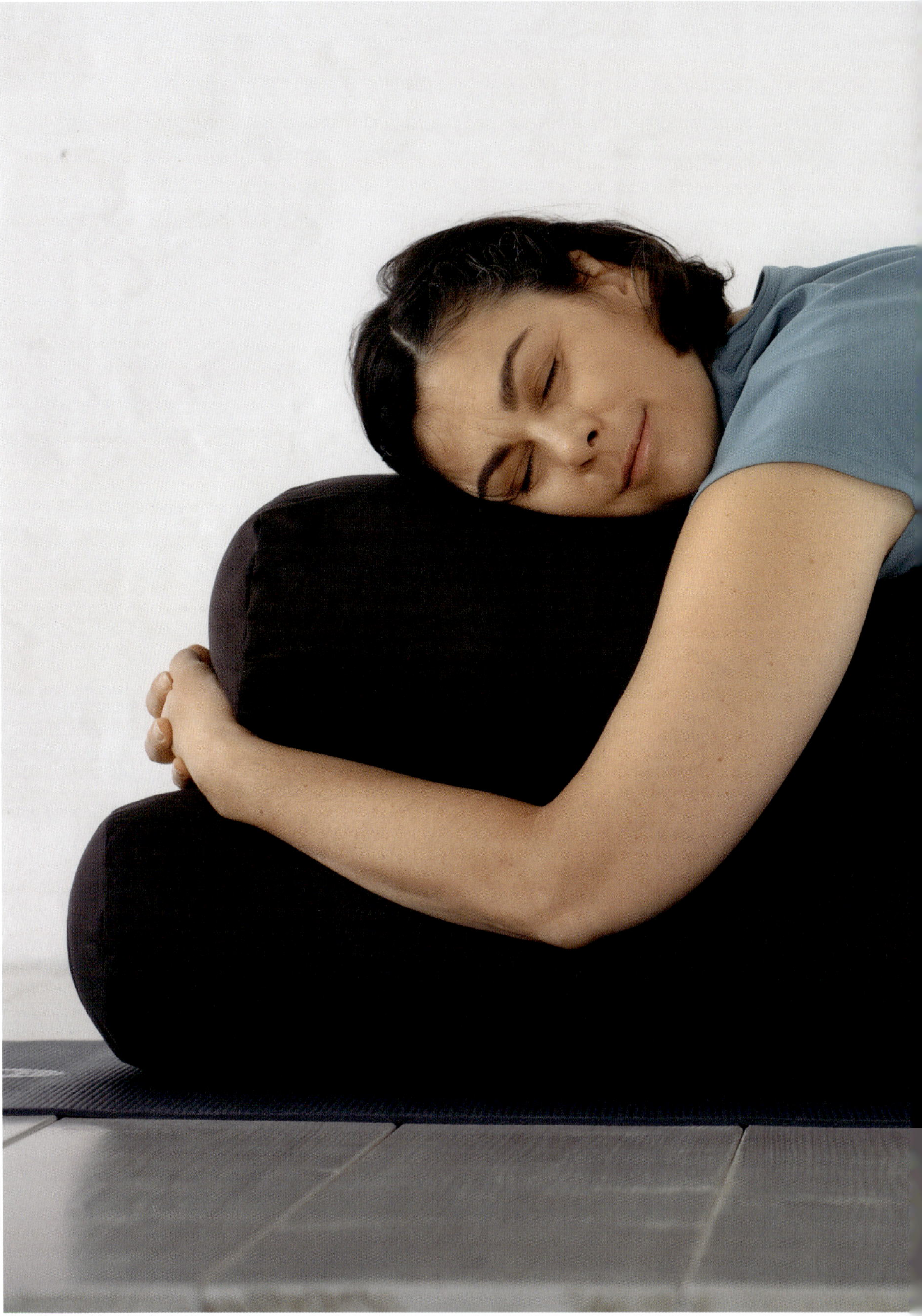

3

Die Wirbelsäule in alle Richtungen bewegen: Die Asanas

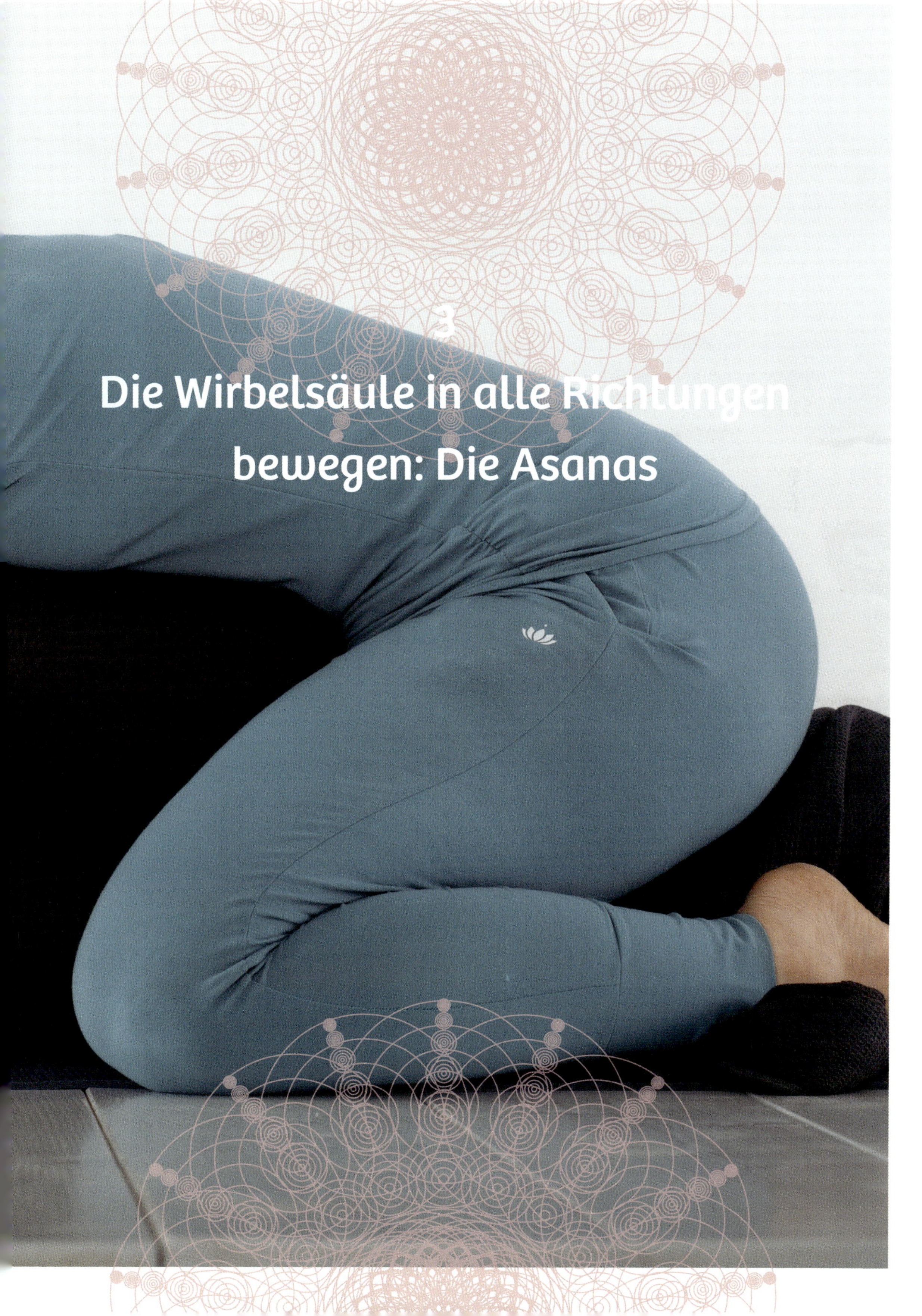

→ Asana ist der Sanskrit-Name für „Körperübung". Nachdem Sie sich mit den Tipps aus dem vorangegangenen Kapitel Ihre eigene Yogaecke gebaut und die Hilfsmittel vorbereitet haben, lesen Sie in diesem Kapitel alles über die Haltungen. Wenn Sie gleich mit dem Üben beginnen möchten, suchen Sie sich eine Haltung aus, die Sie anspricht. Lesen Sie die gesamte Anleitung durch und probieren Sie die Haltung aus. Wenn Sie eher der analytische Typ sind, finden Sie in diesem Kapitel alle Informationen über die Wirkung sämtlicher Asanas und können sich einen Überblick über die Möglichkeiten verschaffen, die Restorative Yoga Ihnen bietet.

Hinweis:

Restorative Yoga braucht grundsätzlich keine Vorbereitung. Sie können sofort in eine Restorative-Haltung gehen, sobald Sie mit dem Üben beginnen. Wenn ich müde bin oder weniger als eine halbe Stunde Zeit habe, mache ich das auch. Haben Sie sich eine längere Pause eingerichtet, können Sie durch Aufwärmübungen die Wirkung des Restorative Yoga verstärken.

Gelenke schmieren, Muskeln ölen: Die Aufwärmübungen

Langsame Bewegungen auf allen vieren sorgen für einen sanften Übergang vom aktiven Tag zum passiven Restorative Yoga. Ist Ihr Alltag hektisch, brauchen Sie wahrscheinlich etwas Zeit, um auf Ruhe umzustellen. Die Aufwärmübungen lassen Sie langsam und allmählich von Ihrer üblichen Geschwindigkeit herunterkommen, sodass Sie sich anschließend leichter auf Ruhe einlassen können.

Die Übungen dehnen außerdem Ihre Muskeln und mobilisieren Ihre Gelenke. Sie wissen schon: Eigentlich geht es beim Restorative Yoga darum, sich möglichst wenig zu bewegen. Aber die meisten von uns bewegen sich im Alltag ziemlich einseitig. Wir machen immer wieder und auf die gleiche Weise dieselben Handgriffe und körperlichen Tätigkeiten. Deshalb sind manche Muskeln überbelastet und andere unterbeschäftigt. Die hier vorgestellten Übungen bilden ein Ausgleichsprogramm. Wenn Sie mit Aufwärmen einsteigen, können Sie leichte Verspannungen lösen und fühlen sich geschmeidiger und wärmer.

Ich habe die folgenden Übungen ausgewählt, weil sie alle Bewegungsrichtungen enthalten, zu denen Ihre Wirbelsäule in der Lage ist: Vorbeugen, Rückbeugen, Seitbeugen und Drehungen. Natürlich können Sie sich auch mit anderen Aufwärmübungen aufs Entspannen vorbereiten. Lassen Sie sich von Ihrem Körper und Ihrem Instinkt leiten. Meistens ergeben sich die passenden Bewegungen von selbst.

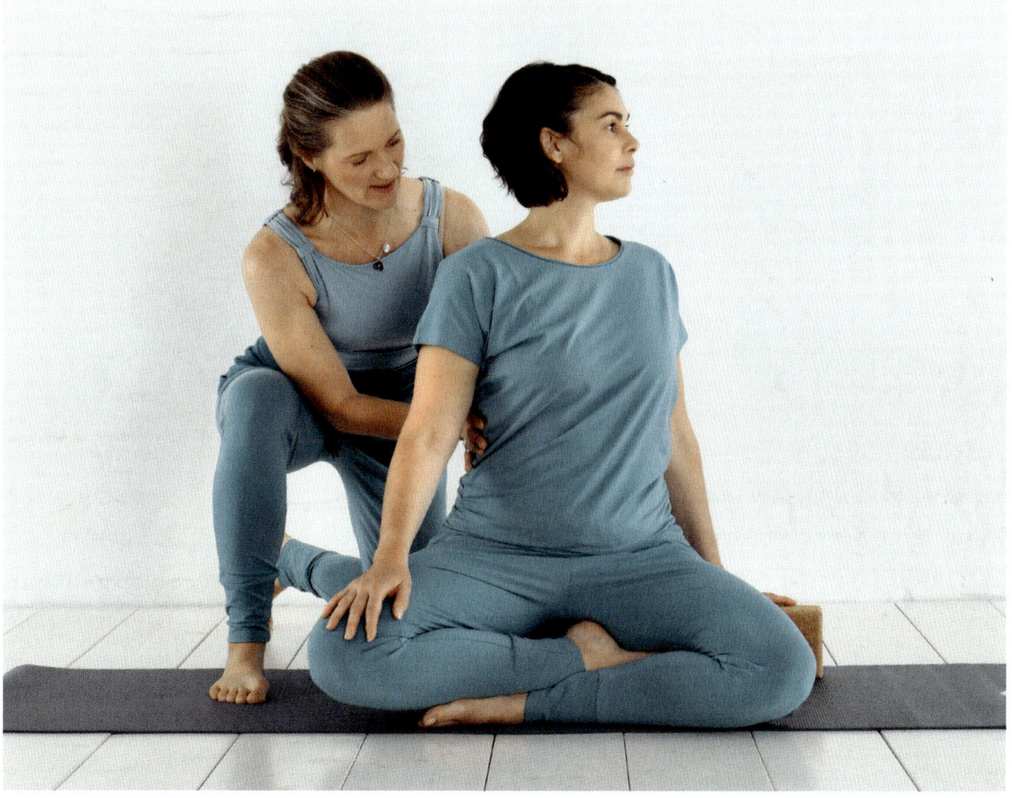

Übungen auf allen vieren sind deshalb ideal zur Vorbereitung, weil Sie in dieser Position viel Bodenkontakt haben und Ihre Wirbelsäule weniger Gewicht tragen muss. Dadurch beginnt sich die Rumpfmuskulatur bereits zu entspannen. Sobald Ihre Muskeln nicht mehr ständig ans Gehirn funken, dass sie sich schwer und fest fühlen, werden Sie sich viel effektiver entspannen. So bereiten Sie sich durch Bewegung sinnvoll auf Ruhe vor.

Da diese Bewegungen die Wirbelsäule entlasten und sie beweglicher machen, nützen sie übrigens durchaus auch dann, wenn Sie anschließend nicht Restorative Yoga üben möchten. Sie eignen sich perfekt als tägliches Rücken-Mobilisierungsprogramm, zum Beispiel nach dem Aufstehen zum Wachwerden. Oder am späten Nachmittag, wenn der Rücken von den Anstrengungen des Tages schon etwas gebeugt ist. Sofern Sie Gelegenheit dazu haben, geben Sie auf jeden Fall Ihrem Wunsch nach einer weiteren Pause nach: Zwei kürzere Pausen am Tag sind oft wirksamer als eine lange.

Legen Sie sich für die Aufwärmübungen eine weiche, rutschfeste Unterlage unter Knie und Hände oder benutzen Sie eine Yogamatte.

Wirbelsäulenwelle

Ausgangsposition für alle Aufwärmübungen ist der Vierfüßlerstand. Wenn Sie auf allen vieren knien, verlagern Sie das Gewicht, das gewöhnlich auf Ihrer Lendenwirbelsäule lastet, auf Ihre Knie und Hände. Allein diese Gewichtsverlagerung ist schon eine wohltuende Abwechslung für Ihren Rücken. Atmen Sie ein und lassen Sie dabei die Wirbelsäule in Richtung Boden sinken. Beginnen Sie am Becken und spüren Sie, wie sich die Bewegung fast von selbst in Richtung Halswirbelsäule fortsetzt. Atmen Sie aus und heben Sie dabei die Wirbelsäule wieder am Becken beginnend in Richtung Decke. Wiederholen Sie die Bewegung im Rhythmus Ihres Atems, bis sich Ihre Wirbelsäule angenehm geschmeidig anfühlt.

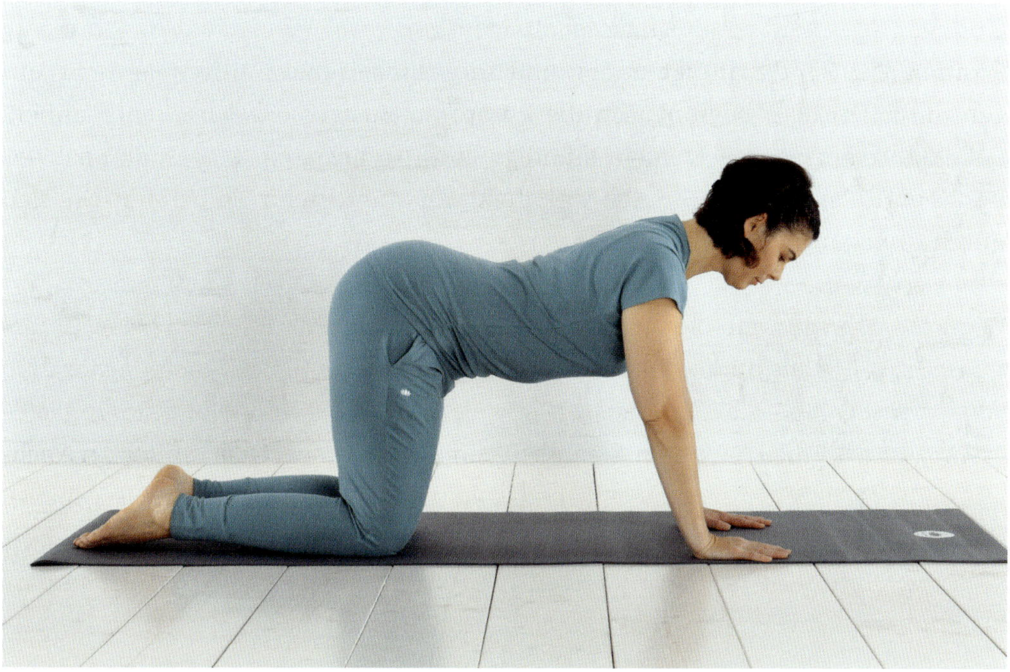

Wenn Sie Ihre Handgelenke entlasten möchten, legen Sie die Unterarme auf Blöcke.

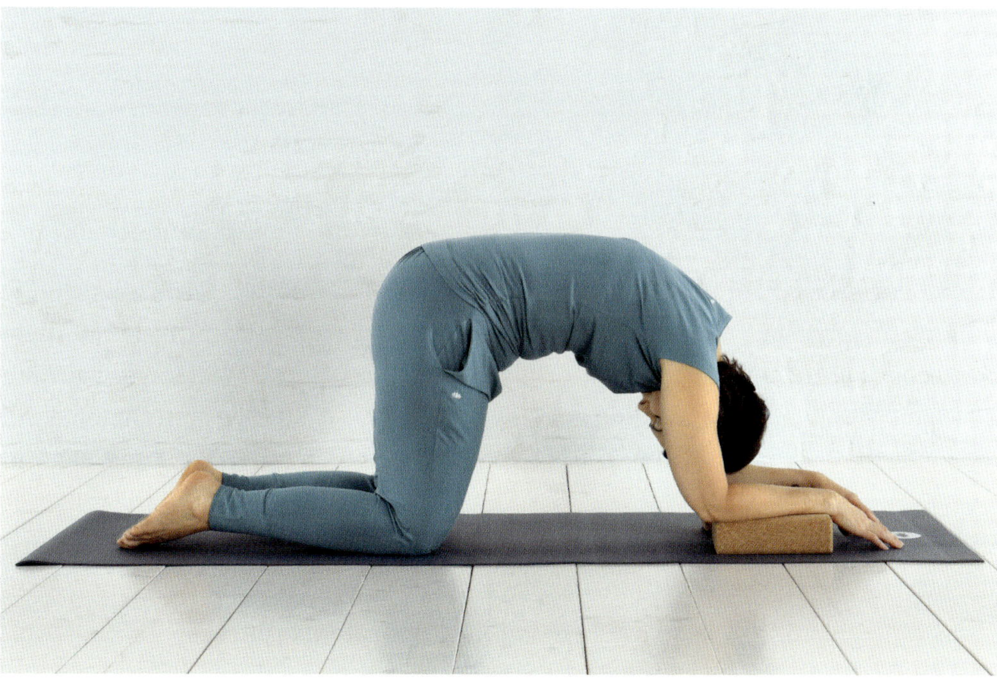

Seitendehnung

Beginnen Sie im Vierfüßlerstand. Legen Sie beim Ausatmen Ihre linke Hand ein gutes Stück vor der rechten auf den Boden und lassen Sie Ihren Po in Richtung Fersen sinken. Spüren Sie, wie sich Ihre ganze linke Körperseite sanft dehnt.

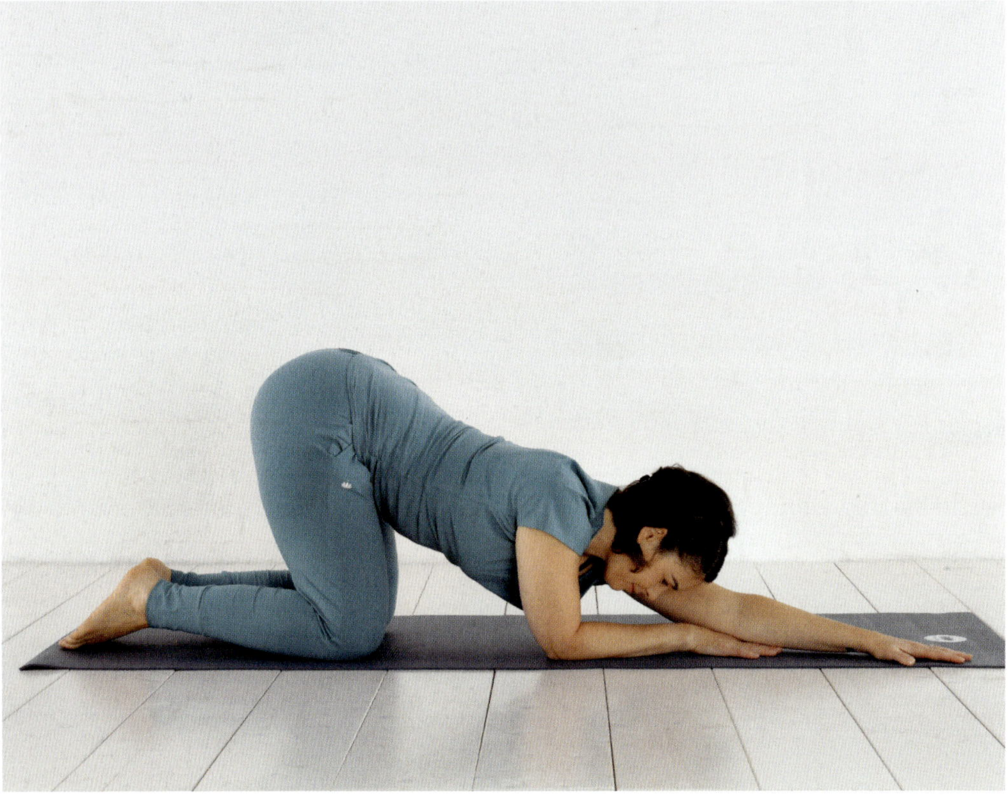

Atmen Sie ein und kommen Sie dabei in den Vierfüßlerstand zurück. Legen Sie beim nächsten Ausatmen Ihre rechte Hand weit vor die linke und dehnen Sie sanft Ihre rechte Seite. Wiederholen Sie die Bewegung und setzen Sie die vordere Hand jedes Mal an einer anderen Stelle ab, um Ihren Muskeln Abwechslung zu geben.

Bleiben Sie zur Abwechslung ruhig mehrere Atemzüge lang auf jeder Seite. Machen Sie weiter, bis Sie spüren, dass sich Ihr Brustkorb auf beiden Körperseiten etwas weiter anfühlt. Sie bekommen dadurch mehr Raum für einen tiefen Atem.

Gedrehte Haltung des Kindes

Im Vierfüßlerstand schieben Sie beim Ausatmen die linke Hand unter der rechten hindurch. Drehen Sie den Oberkörper zur rechten Seite. Drehen Sie so weit, dass Sie Ihre linke Schulter auf den Boden legen können.

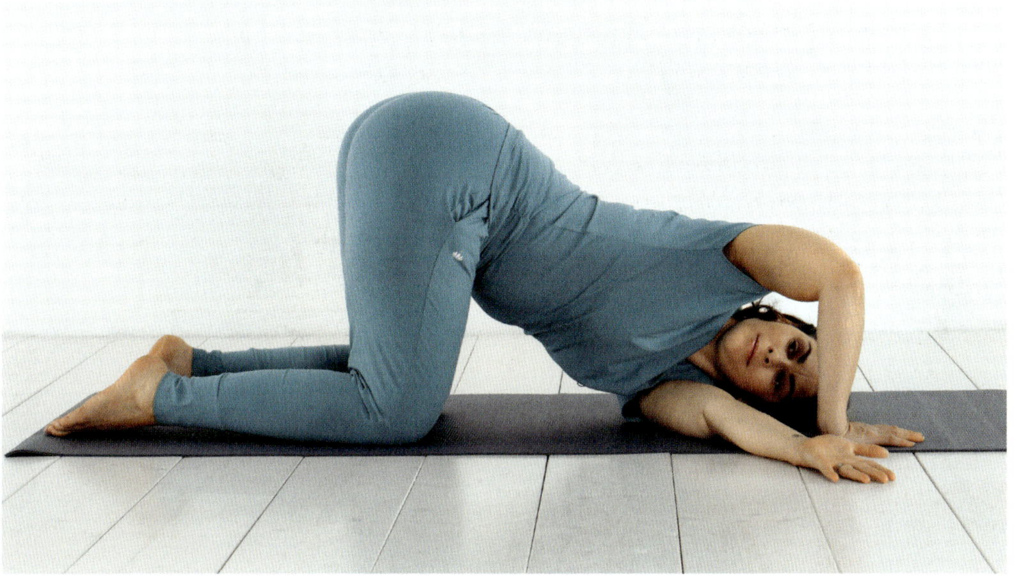

Wenn sich diese Drehung unbequem anfühlt oder Sie nicht die Schulter auf den Boden legen können, benutzen Sie eine Decke als Polster unter der Schulter.

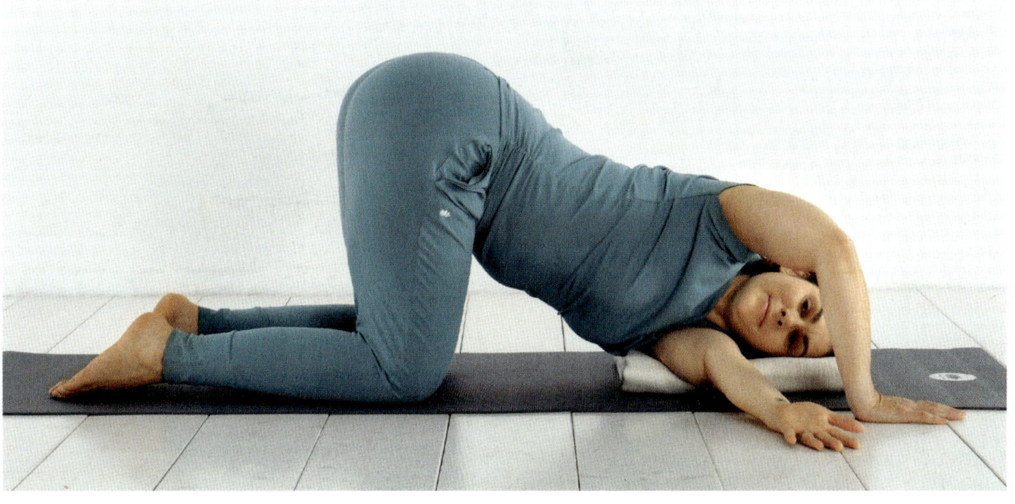

Atmen Sie ein und kommen Sie dabei zum Vierfüßlerstand zurück. Atmen Sie aus und machen Sie dieselbe Bewegung zur anderen Seite. Wiederholen Sie die Bewegung im Rhythmus Ihres Atems, bis sie sich geschmeidig anfühlt.

Arm und Bein strecken und beugen

Diese Übung ist eine Variation der Wirbelsäulenwelle, die mehr Kraft erfordert. Beginnen Sie im Vierfüßlerstand. Atmen Sie ein, strecken Sie das rechte Bein und heben Sie es gestreckt hinten hoch. Die Hüften bleiben dabei auf einer Höhe, Ihr Blick geht zum Boden.

Atmen Sie aus und ziehen Sie das rechte Knie zum rechten Ellenbogen. Atmen Sie ein und strecken Sie das Bein wieder. Atmen Sie aus und ziehen Sie das Bein zum linken Ellenbogen. Nach einigen Wiederholungen nehmen Sie eine Armbewegung dazu: Heben Sie mit der Einatmung zusätzlich den linken Arm und strecken Sie ihn nach vorn aus. Mit der Ausatmung bringen Sie Ihr rechtes Knie und Ihren linken Ellenbogen wieder zueinander.

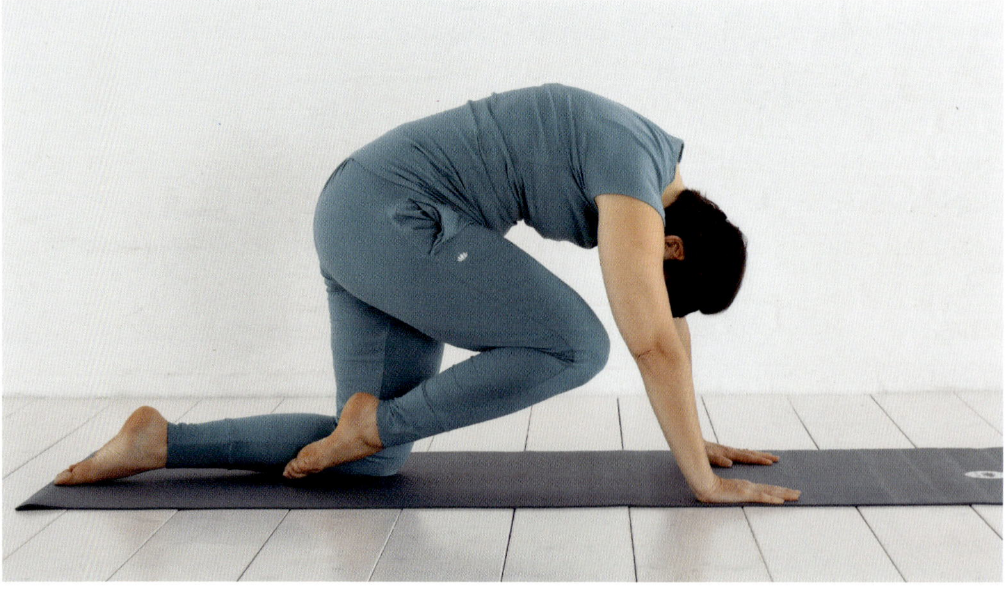

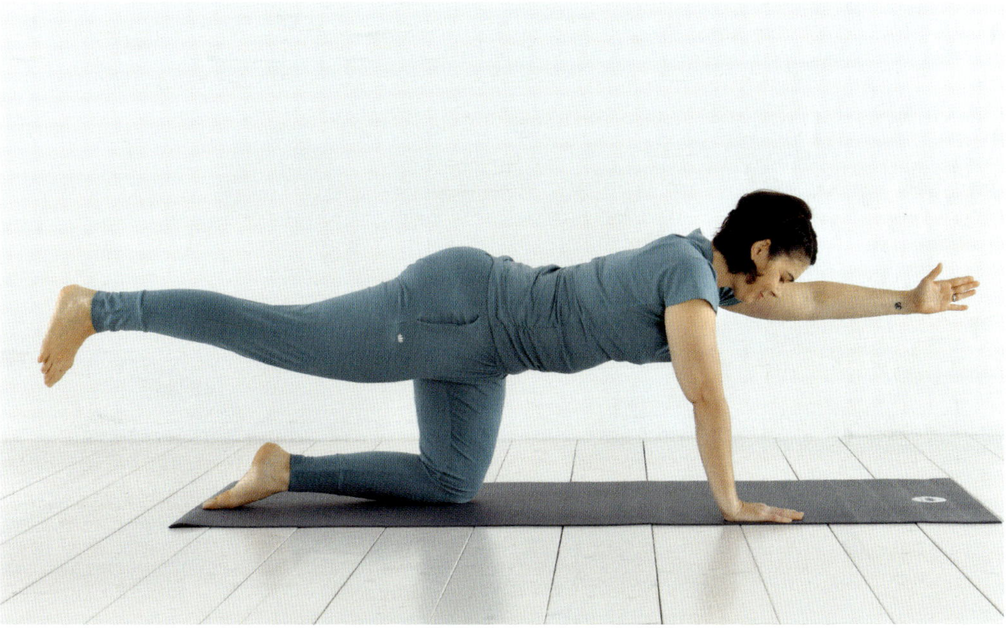

Wenn Sie die Kraft in Ihrem Arm und Bein gut spüren können, wechseln Sie zur anderen Seite: linkes Bein mit rechtem Arm.

Kleines Vinyasa auf allen vieren

„Vinyasa" ist Sanskrit und bedeutet „Bewegungsfolge". Auch in dieser kurzen Sequenz werden Dehnung und Kräftigung kombiniert.

Beginnen Sie im Vierfüßler. Atmen Sie aus und strecken Sie dabei die Beine. Ihre Knie sind ganz leicht gebeugt, Ihr Po zeigt zur Decke. Die Rückseiten Ihrer Oberschenkel werden gedehnt. Diese Haltung heißt "Abwärts schauender Hund". Kommen Sie einatmend auf alle viere zurück. Mit der Ausatmung setzen Sie sich auf die Fersen und legen den Oberkörper über den Oberschenkeln ab. Sie sind in der Haltung des Kindes. Mit der Einatmung kommen Sie wieder in den Vierfüßler zurück. Wiederholen Sie die kurze Folge, bis sich Ihre Wirbelsäule in allen Haltungen geschmeidig anfühlt.

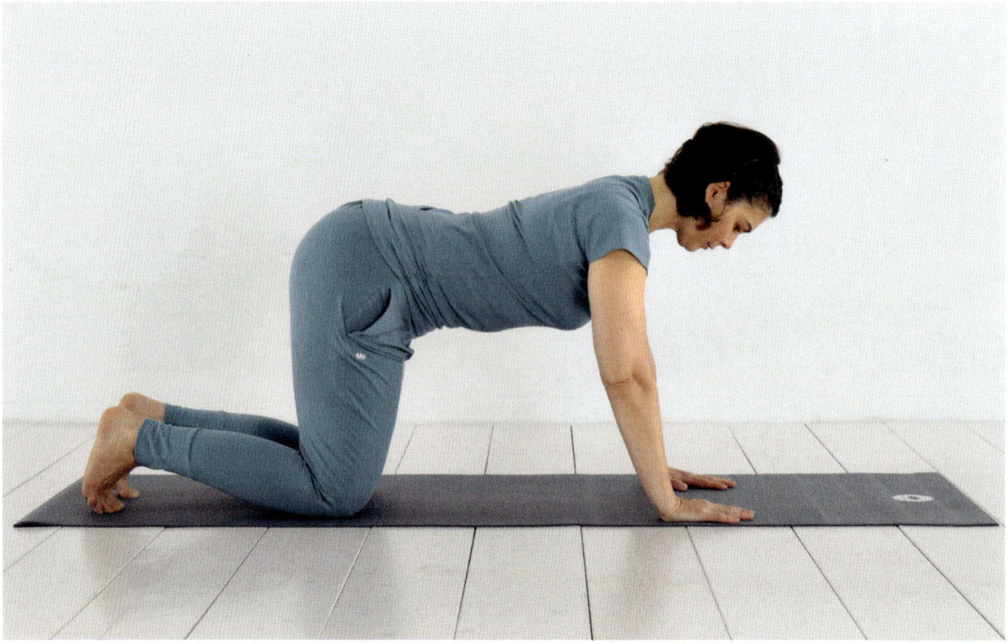

Vierfüßler

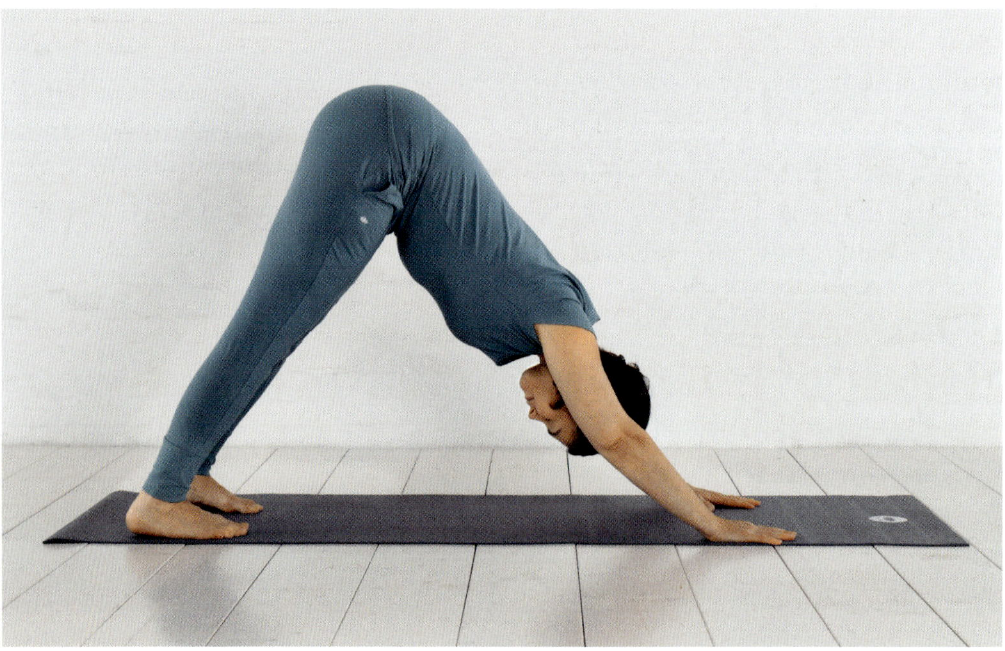

Abwärts schauender Hund

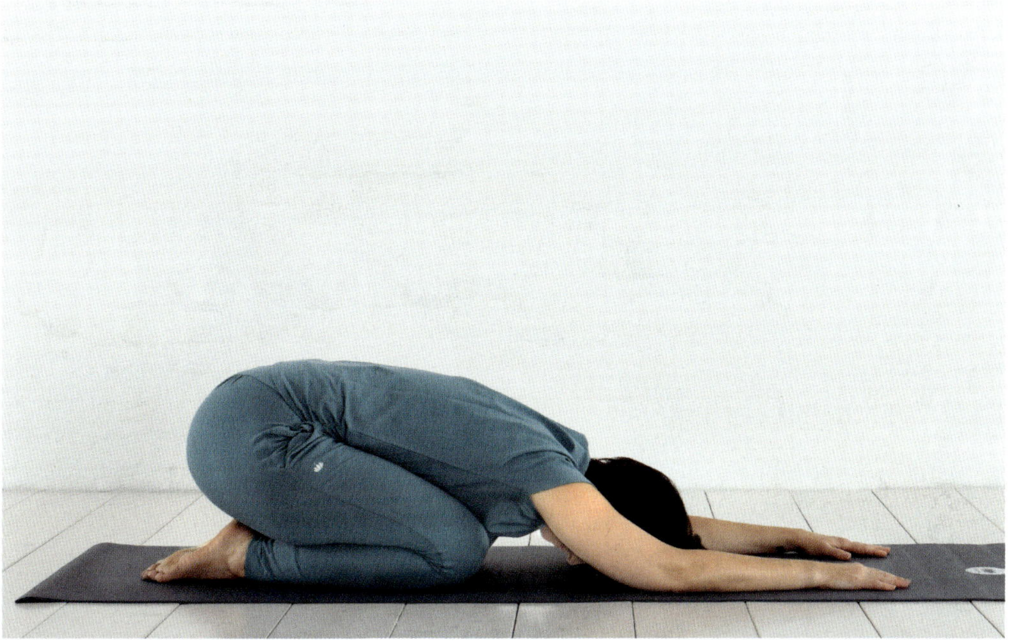

Haltung des Kindes

Achten Sie bei allen Haltungen, in denen Sie Gewicht auf die Handgelenke verlagern, auf eine schonende Positionierung Ihrer Hände: Spreizen Sie die vier Finger weit auseinander, der Daumen dagegen hat nur einen bequemen Abstand zum Zeigefinger. Drücken Sie die Fingerspitzen und die Fingergrundgelenke in die Unterlage. Verlagern Sie Ihr Gewicht zu den Fingern hin – weg von den Handgelenken. Lassen Sie die Innenseiten der Ellenbogen zueinanderzeigen.

Die folgenden Übungen sind gut geeignet, wenn Sie sich zur Abwechslung im Sitzen auf Restorative Yoga vorbereiten möchten. Sie passen aber genauso gut, um nach dem Üben wieder wach und aktiv zu werden.

Arme heben und senken

Beginnen Sie im Schneider- oder Fersensitz. Mit der Einatmung heben Sie die Arme seitlich über den Kopf, bis die Oberarme sich in einer Linie mit den Ohren befinden und die Fingerspitzen zur Decke zeigen. Mit der Ausatmung führen Sie die Arme über die Seite zurück. Bewegen Sie sich so langsam, dass die Bewegung die ganze Länge der Atmung ausfüllt. Wiederholen Sie die Bewegung 5- bis 10-mal.

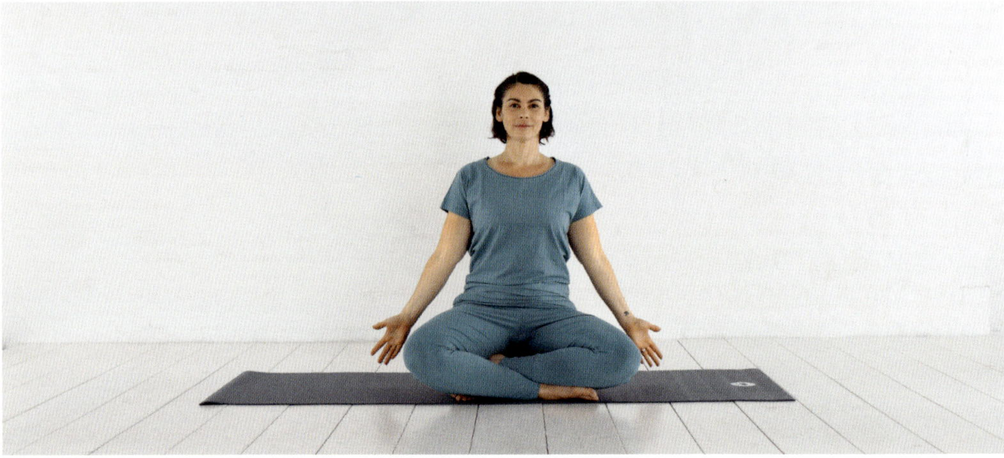

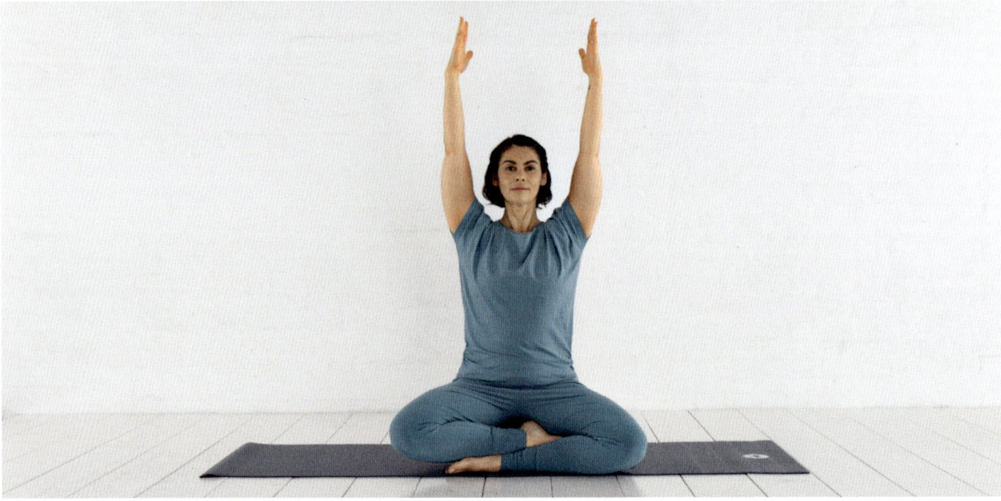

Drehung im Sitzen

Der Schneidersitz ist für diese Haltung die bequemste Ausgangshaltung, aber der Fersensitz geht auch. Atmen Sie ein und fühlen Sie, wie Ihr Rumpf dabei weiter und größer wird. Atmen Sie aus, legen Sie die linke Hand aufs linke Knie und drehen Sie sich nach rechts. Atmen Sie ein und kommen Sie zur Ausgangsposition zurück. Atmen Sie aus und wiederholen Sie die Bewegung nach links. Nehmen Sie alle Unterschiede zwischen der rechten und der linken Seite wahr. Wiederholen Sie die Bewegung 5- bis 10-mal.

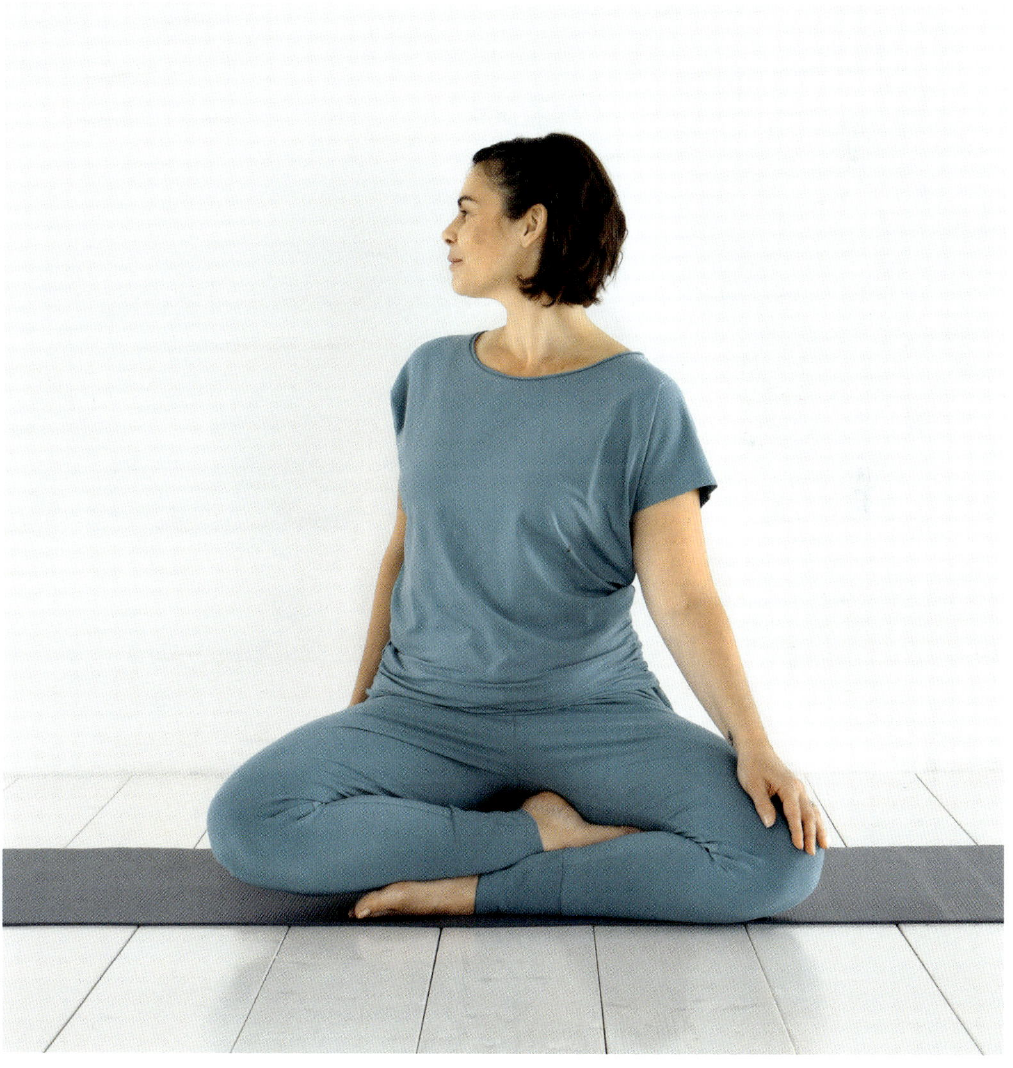

Seitdehnung im Sitzen

Beginnen Sie im Schneidersitz. Atmen Sie ein und heben Sie die Arme senkrecht über den Kopf. Atmen Sie aus, stellen Sie die Fingerspitzen der rechten Hand leicht ausgestreckt neben sich aus. Lassen Sie den linken Arm gestreckt und die linke Seite des Körpers lang werden. Atmen Sie ein, kommen Sie mit erhobenen Armen zur Mitte zurück. Atmen Sie aus, gehen Sie zur anderen Seite. Wiederholen Sie die Bewegung 5- bis 10-mal.

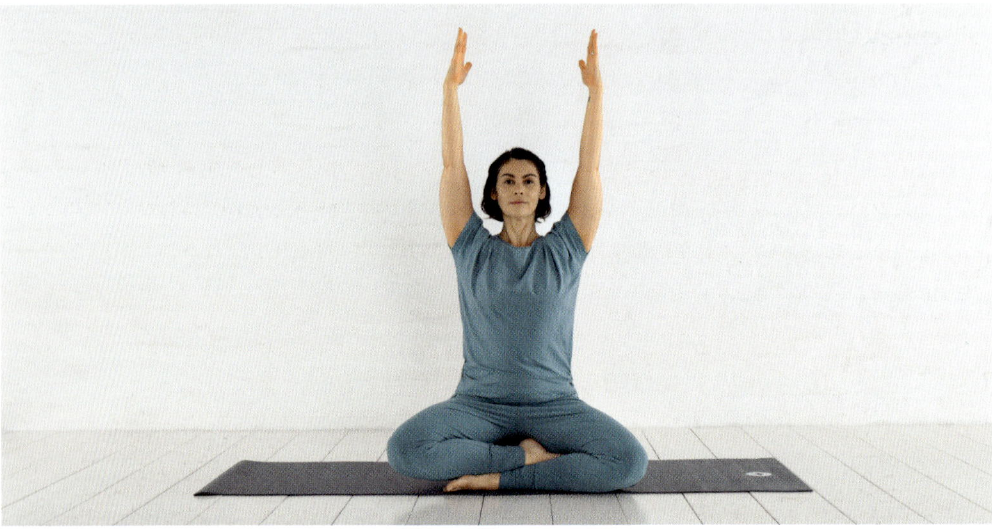

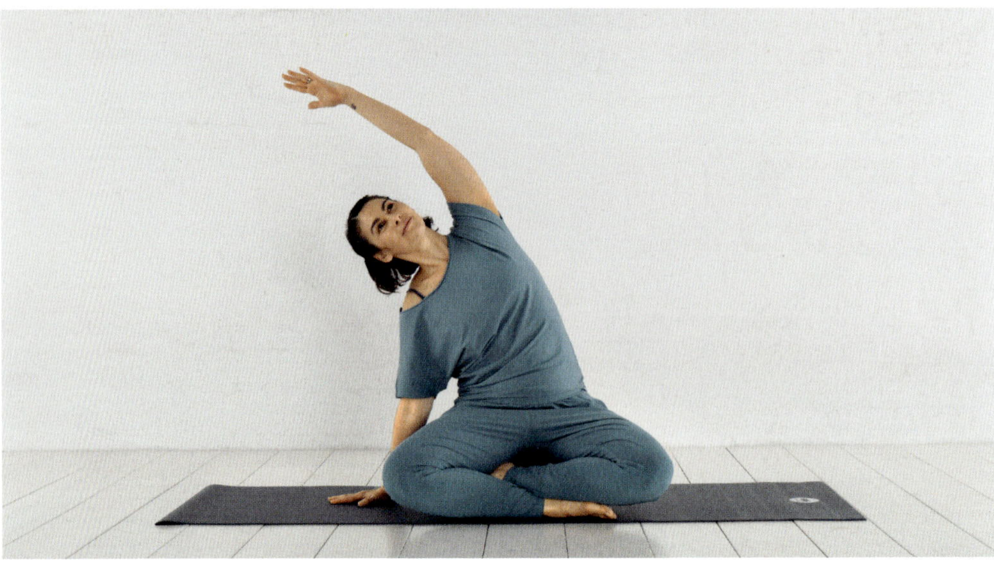

Kopfbewegungen im Sitzen

Beginnen Sie im Schneider- oder im Fersensitz. Lassen Sie Ihren Sitz bequem und stabil werden: Ihr Becken trägt links und rechts gleich viel Gewicht, Ihr Oberkörper ist aufgerichtet. Bei den folgenden drei Übungen geht es nicht um aktive Dehnung, sondern um ein Loslassen in der Bewegung. Machen Sie die Bewegungen absichtlich kleiner, als es Ihnen möglich wäre. Beobachten Sie, wie sich nach und nach Spannung in den Muskeln löst, sodass Ihr Bewegungsspielraum ganz von selbst größer wird. Lassen Sie Ihre Schultern und Ihre Kiefergelenke die ganze Zeit entspannt. Ihr Mund darf geöffnet sein. Wiederholen Sie jede Bewegung, bis sich ein angenehmes Gefühl von Weichheit und Ruhe einstellt.

1) Mit der Einatmung heben Sie Ihr Kinn in Richtung Decke, mit der Ausatmung lassen Sie es in Richtung Brust sinken. Bewegen Sie nur Ihren Kopf, lassen Sie die Halswirbelsäule aufgerichtet. Wiederholen Sie die Bewegung im Rhythmus Ihres Atems etwa 10-mal zu jeder Seite.

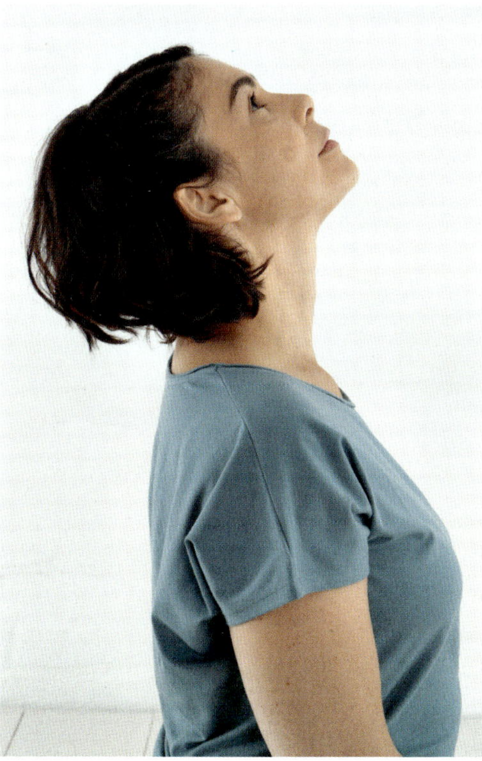

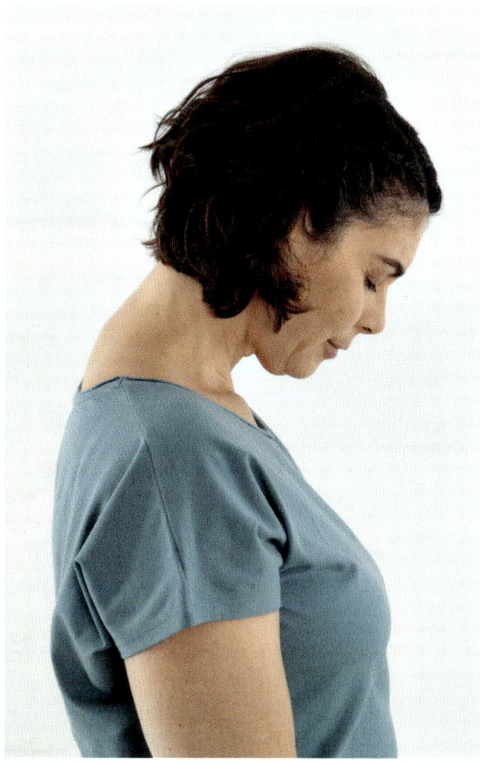

2) Mit der Einatmung richten Sie Ihre Wirbelsäule sanft auf, mit der Ausatmung lassen Sie Ihr rechtes Ohr zur rechten Schulter sinken. Ihre Nase zeigt die ganze Zeit nach vorn, der Kopf dreht sich nicht. Wechseln Sie von Seite zu Seite. Wiederholen Sie die Bewegung im Rhythmus Ihres Atems etwa 10-mal zu jeder Seite.

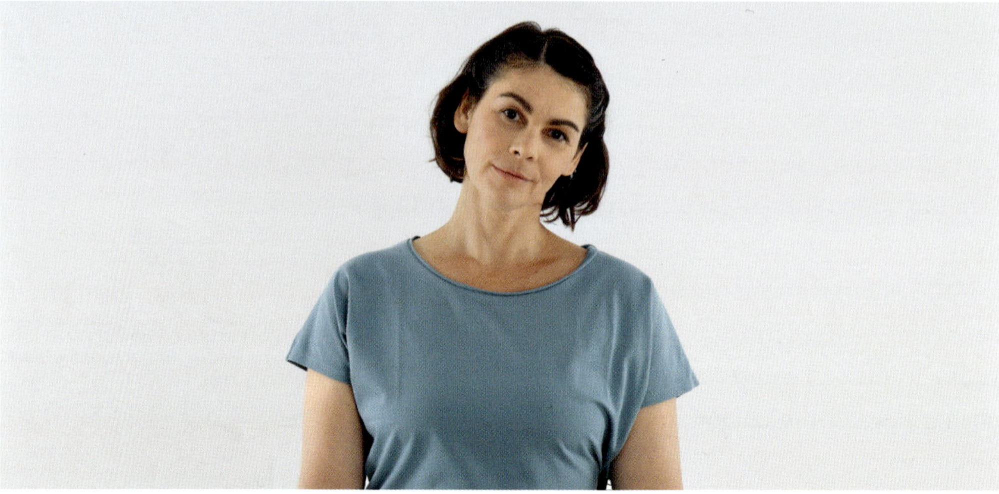

3) Mit der Einatmung richten Sie Ihre Wirbelsäule sanft auf, mit der Ausatmung drehen Sie Ihren Kopf nach rechts. Halten Sie Ihr Kinn erhoben und Ihre Schultern passiv. Kommen Sie einatmend zur Mitte zurück und drehen Sie den Kopf ausatmend nach links. Wiederholen Sie die Bewegung im Rhythmus Ihres Atems etwa 10-mal zu jeder Seite.

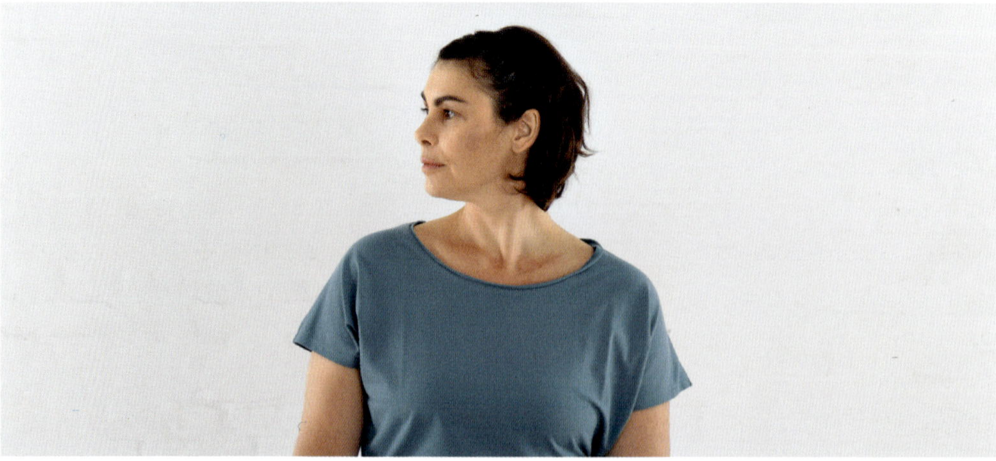

Hinweis:

Die Asana-Fotos zeigen das Modell in den Haltungen ohne Zudecke, damit Sie die Körperposition und die Hilfsmittel sehen können. Benutzen Sie beim Üben jedoch immer eine Zudecke. Sollte Ihnen anfangs sehr warm sein, legen Sie die Decke griffbereit neben sich. Dann können Sie sich immer noch zudecken, wenn mit zunehmender Entspannung Ihre Körpertemperatur sinkt. Das leichte Gewicht der Decke beruhigt zudem den Körper.

Dem Leben zuwenden: Rückbeugen

Je mehr Zeit Sie im Sitzen verbringen, desto wichtiger sind Rückbeugen für Ihre Wirbelsäule: Die meisten Menschen neigen dazu, den Rücken beim Sitzen rund werden zu lassen und den Kopf nach vorn zu schieben. In einer Rückbeuge nehmen Sie genau die entgegengesetzte Haltung ein.
Dadurch schaffen Sie gleichzeitig mehr Platz für den Atem und können mehr Energie aufnehmen. Deshalb wirken passive Rückbeugen nicht nur entspannend auf Ihre Wirbelsäule, sondern geben Ihrem gesamten Organismus sanft neue Kraft.

Angelehntes Sitzen – sanfter Einstieg für alle Gelegenheiten

Wie diese Haltung sollten Erste-Klasse-Sitze gebaut sein. Nein, so sollten alle Sitze gebaut sein! Vergleichen Sie einmal den Sitz Ihres Lieblingssessels mit dieser Decken-Polster-Konstruktion. Je stärker seine Form ihr ähnelt, desto vollständiger können Sie sich in ihm entspannen. Andererseits ist es schon in Ordnung, wenn Ihr Sessel etwas aufrechter ist, denn wahrscheinlich wollen Sie auf dem Sessel sitzend lesen, sich unterhalten oder einen Film schauen. Solche Tätigkeiten erledigen sich beim Angelehnten Sitzen im Sinne des Restorative Yoga ziemlich schnell. Denn hier wollen Sie mit Sicherheit nur noch die Augen schließen und die Welt für eine Weile hinter sich lassen.

Diese Haltung ist ideal für einen vorsichtigen, allmählichen Einstieg in Restorative Yoga. Sie müssen nicht die Beine über den Kopf schwingen. Sie müssen sich nicht einmal hinlegen. Das kann sehr sinnvoll sein, wenn Sie zum Beispiel so müde und erschöpft sind, dass Ihnen eine intensive Rückbeuge oder gar eine Umkehrhaltung zu viel wäre, Sie andererseits aber auch nicht gleich im Liegen einschlafen wollen. Angelehntes Sitzen ist zudem sehr elegant, um jemandem, der sich mit Yoga noch gar nicht auskennt, ein Beispiel für Restorative Yoga zu zeigen. Es ist so wunderbar selbstverständlich. Eben wie ein besonders guter Sessel.

Wirkung

Ehe Sie sich jetzt einfach aufs Sofa legen, statt Ihre Restorative-Polster hervorzuholen: Angelehntes Sitzen ist nicht einfach nur so gemütlich wie Ihr Lesesessel, sondern hat auch die positive Wirkung einer angedeuteten Rückbeuge. Es bringt mehr Raum in die Vorderseite des Körpers, die bei den meisten von uns durch langes Sitzen in eingesunkener Haltung zusammengepresst wird. Dadurch kann der Atem tiefer werden, und die Verdauung wird (das ist meistens gleich hörbar) angeregt. Die Schultern sinken weiter nach hinten und nach unten und können sich in dieser Position entspannen. Das sorgt über die Zeit in dieser Haltung hinaus für eine mühelose, aufgerichtete Haltung. Und das ist auch der entscheidende Unterschied zwischen dieser Haltung und der typischen Sofa-Position: Denn Sofas sind so gebaut, dass man nur rund in ihnen zusammensacken kann.

Während Schwangerschaft und Stillzeit ist die Haltung ideal, da die Wirbelsäule hier durch das zusätzliche Gewicht des Babys (erst im Bauch, später oft am Körper getragen) oft stark belastet wird.

Gegenanzeigen

Mit etwas Geduld lässt sich das Angelehnte Sitzen für fast jeden passend einrichten. Probieren Sie so lange mit Polstern und Kissen, bis es sich anfühlt, als schwebten Sie auf ihnen. Wenn Sie Probleme mit der Halswirbelsäule haben, seien Sie besonders aufmerksam, sobald Sie das Polster unter Ihrem Kopf positionieren. Lagern Sie Ihren Kopf so, dass Sie keine Schmerzen oder Taubheit in den Armen spüren. Falls Sie keine absolut beschwerdefreie Lage finden können, lassen Sie die Haltung weg.

Hilfsmittel

- Yogamatte
- zwei große Polster
- fünf Decken
- vier Blöcke
- Zudecke und Augenkissen (oder kleines Handtuch)

Wahlweise

- ein kleines Kissen anstelle einer Decke für die Lagerung des Kopfes
- weitere Decken

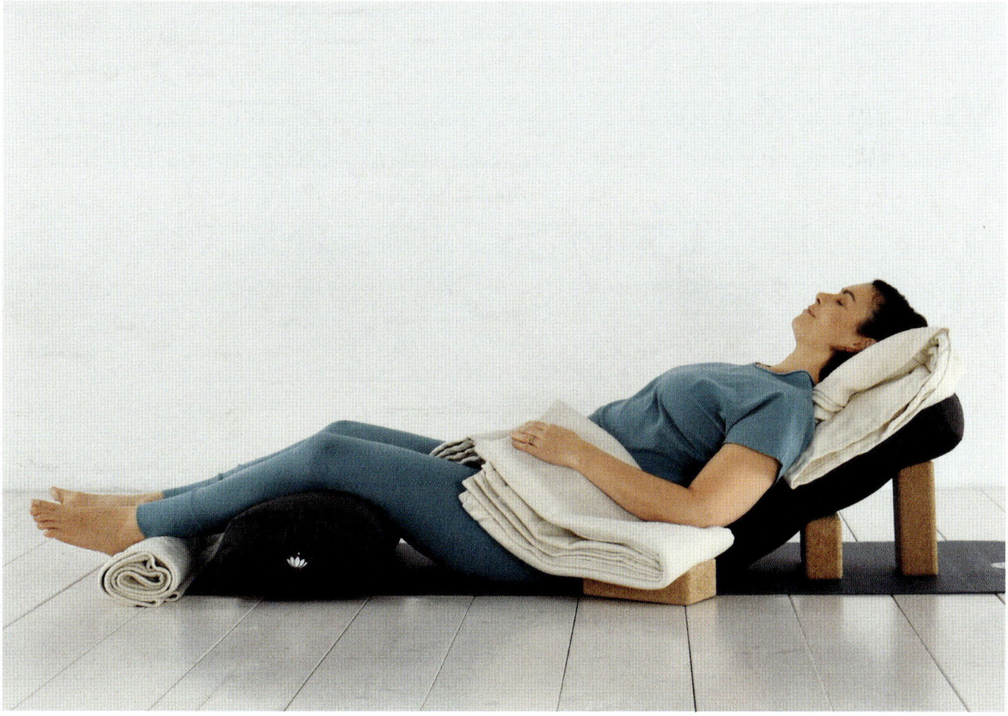

So geht's

Rollen Sie Ihre Yogamatte aus. Stellen Sie einen Block senkrecht darauf und legen Sie eines der großen Polster so darauf, dass es etwa in einem 45-Grad-Winkel nach oben ragt und die schmalen Enden des Polsters zu den schmalen Enden der Matte zeigen. Schieben Sie einen zweiten Block waagerecht unter das Polster, damit es nicht in der Mitte durchsackt. Stellen Sie rechts und links vom unteren Polsterende die beiden anderen Blöcke ab, mit zwei schmal und lang gefalteten Decken oben drauf. Eine schmal und lang gefaltete Decke kommt auf das schräg gestellte Polster. Dabei liegt das eine schmale Ende auf der Mitte des Polsters, das andere lassen Sie über den oberen Rand hängen. Legen Sie eine weitere Decke in halbierter Standardfaltung neben das Kopfende.

Legen Sie das zweite Polster in etwa 20 cm Abstand quer vor diese Konstruktion. Rollen Sie eine Decke auf und legen Sie diese kurz vor das zweite Polster. Holen Sie die Zudecke und das Augenkissen heran. Ja, es ist aufwendig, aber Sie sind schon fast fertig.

Setzen Sie sich zwischen die beiden großen Polster und rücken Sie mit dem Becken direkt an das schräge Podest heran. Ziehen Sie das quer gelegte Polster und die Rolle zu sich, sodass das Polster genau unter Ihren Knien und die Rolle unter Ihren Achillessehnen liegt. Ihre Fersen sind nicht abgestützt, sondern schweben. Decken Sie sich zu und legen Sie Ihren Oberkörper auf dem schrägen Podest ab. Die längs aufgelegte Decke stützt Ihre Brustwirbelsäule. Klappen Sie die Decke um, sodass das obere Ende Ihren Kopf stützt. Schieben Sie die Decke am Kopfende nah an die Seiten Ihres Kopf heran, sodass er sich wie in einen Kokon eingehüllt fühlt. Ihr Kopf liegt so hoch, als nickten Sie ein winziges Stück zur Brust hin.

Ihre Ellenbogen ruhen auf den seitlichen Blöcken. Greifen Sie die Enden der Decken und positionieren Sie Ihre Unterarme mit den Decken auf Ihren Oberschenkeln. Die Hände liegen dabei ein gutes Stück höher als die Ellenbogen. Legen Sie das Augenkissen (oder, falls das Kissen rutscht, ein kleines Handtuch) auf und rücken Sie sich wieder zurecht.

Variationen

Je nach Tagesform brauchen Sie wahrscheinlich manchmal mehr Polster im oberen, manchmal mehr im unteren Rücken.

Da die meisten von uns viel Anspannung in den Schultern und im Nacken angestaut haben, lohnt es sich, die Haltung sehr sorgfältig aufzubauen. Je vollständiger sich Ihr Kopf abgestützt fühlt, desto mehr entspannen sich Ihre Schultern und Ihr Nacken. Legen Sie also so viele Decken und Kissen auf, bis Sie völlig zufrieden sind.

Ihr mittlerer und unterer Rücken benötigen so viel Polsterung, dass Sie ähnlich aufgerichtet bleiben wie im Stehen. Ein kleines Hohlkreuz bleibt also erhalten, Sie sacken im unteren Rücken nicht durch.

In der Haltung verweilen

In dieser Haltung können Sie so lange bleiben, wir es Ihr Terminkalender zulässt. Spüren Sie, wie die Kissen Sie tragen. Lassen Sie den Atem durch den ganzen Körper fließen: Stellen Sie sich vor, Sie atmen von den Füßen bis zum Scheitel ein und vom Scheitel bis zu den Füßen aus. Bringen Sie den Atem in jeden Körperteil, den Sie entspannen möchten. Durch Ihre Aufmerksamkeit wird die Durchblutung des angesprochenen Körperteils angeregt, und das lässt Entspannung zu. Nehmen Sie wahr, wie sich Ihr Körper wohlfühlt und Ihr Kopf ein wenig Verantwortung abgeben kann. Sie müssen gar nicht viel dafür tun, im Gegenteil: Sie tun weniger als sonst, und Ihr Kopf und Ihr Körper stellen sich langsam darauf ein – mit Lösung und Entspannung.

Zurückkommen

Kommen Sie bewusst behutsam aus der Haltung zurück, um sich das Gefühl von Ruhe und Gelassenheit möglichst lange zu erhalten. Lassen Sie Ihren Atem tiefer werden und spüren Sie, wie allein das Sie schon wacher werden lässt. Wecken Sie Ihren Körper auf: Bewegen Sie zunächst Ihre Finger und Zehen, dann Ihre Hände und Füße. Beugen Sie die Beine und stellen Sie Ihre Füße auf. Drehen Sie sich zur linken Seite hin. Stützen Sie die Hände auf. Verlagern Sie Gewicht in die Arme, wenn Sie zum Sitzen zurückkommen. Nehmen Sie hier einige tiefe, gleichmäßige Atemzüge und gehen Sie dann zur nächsten Übung, oder zurück in Ihren aktiven Tag.

Zurückgelehnter Schmetterlingssitz – ein Gefühl von Freiheit und Offenheit

Auf den ersten Blick gleichen sich der Zurückgelehnte Schmetterlingssitz und das Angelehnte Sitzen sehr. Auch in ihrer Wirkung sind beide verwandt: Der Schmetterlingssitz vermittelt eine ähnliche Erfahrung von Raum und Offenheit im Oberkörper, er erleichtert die Atmung und die Verdauung und entspannt die Muskulatur rund um die Wirbelsäule.

Der entscheidende Unterschied zwischen den beiden Positionen ist die Lagerung der Beine. Beim Angelehnten Sitzen liegen die Beine parallel, beim Schmetterlingssitz sind sie weit geöffnet. Das setzt das Gefühl von Raum und Weite bis ins Becken hinein fort. Für viele Frauen fühlt sich das besonders während der Schwangerschaft sehr angenehm an. Auch während der Periode kann der Schmetterlingssitz einen ausgezeichneten Ausgleich bieten, weil das Becken hier so herrlich viel Raum einnehmen darf und sich entspannen kann.

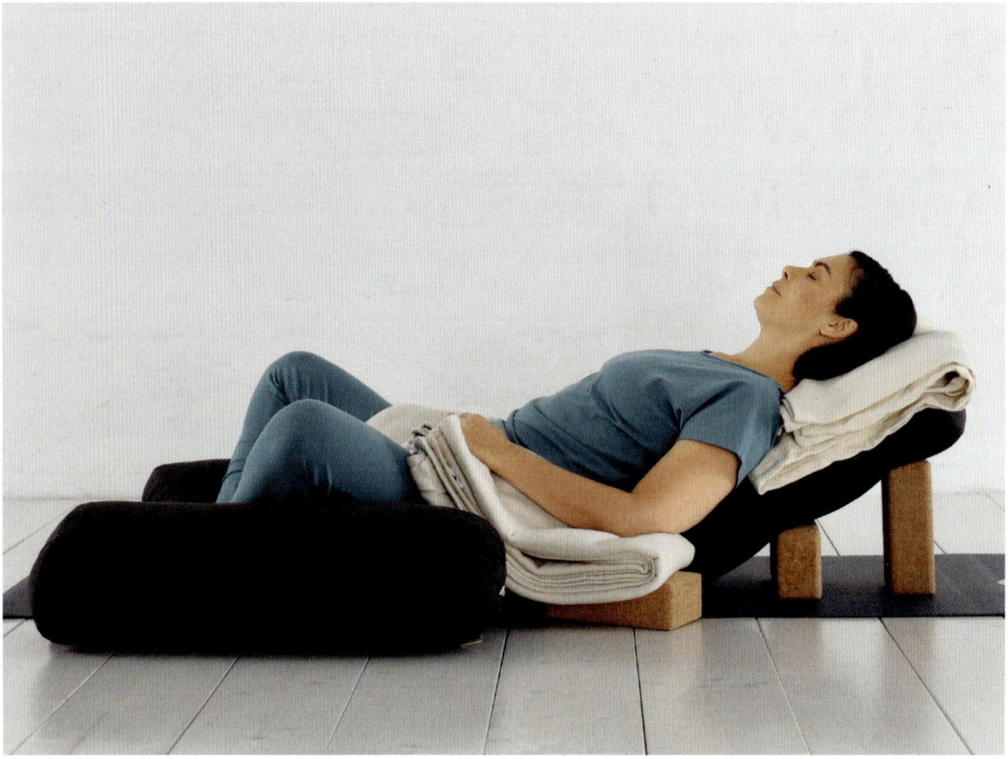

Die Außenrotation der Beine bringt außerdem eine Veränderung der Beckenposition mit sich. Es kippt ein wenig weiter nach vorn. Dasselbe passiert mit der Halswirbelsäule. Probieren Sie beide Positionen aus; es ist spannend, den Unterschied zwischen dem Angelehnten Sitzen und dem Schmetterlingssitz wahrzunehmen. Manchmal ist eine Position deutlich angenehmer, manchmal sind sie einfach nur verschieden. Und schließlich gibt es einfach Tage, an denen man sich nicht so breitbeinig hinlegen möchte. Hier können Sie Ihrem oft bemühten Bauchgefühl folgen.

Tipp: Menschen mit empfindlichen Knien mögen das Angelehnte Sitzen oft lieber als den Schmetterlingssitz, weil hier die Knie stärker abgestützt werden.

Wirkung

Achten Sie beim Zurücklehnen auf Ihre ersten Atemzüge: Sie sind viel länger als gewöhnlich – und das völlig ohne Anstrengung oder auch nur mit Absicht! Ganz einfach deshalb, weil Ihre Schultern weiter hinten und unten positioniert sind als üblich, sodass die Lunge mehr Platz hat. Das Resultat: Ihre Atmung wird tiefer, Ihre Bauchorgane beruhigen sich. Diese Kombination macht die Haltung während Schwangerschaft, Periode und Stillzeit so empfehlenswert. Sie kann auch Ihre Alternative für Savasana (siehe ab Seite 114) sein, wenn Sie zu den Menschen gehören, die in liegenden Entspannungshaltungen zu leicht einschlafen.

Gegenanzeigen

Auch der Zurückgelehnte Schmetterlingssitz lässt sich für fast jeden passend machen, wenn man mit Hilfsmitteln großzügig ist. Falls Sie jedoch feststellen, dass Ihre Knie sich nicht wohlfühlen, richten Sie sich stattdessen im Angelehnten Sitzen ein.

Hilfsmittel

- Yogamatte
- vier Blöcke
- drei große Polster

- vier Decken
- Zudecke und Augenkissen (oder kleines Handtuch)

Wahlweise

- ein kleines Kissen anstelle einer Decke für die Lagerung des Kopfes
- weitere Decken

So geht's

Rollen Sie Ihre Yogamatte aus. Stellen Sie einen Block senkrecht darauf und legen Sie eines der großen Polster so darauf, dass es etwa in einem 45-Grad-Winkel nach oben ragt und die schmalen Enden des Polsters zu den schmalen Enden der Matte zeigen. Schieben Sie einen zweiten Block waagerecht unter das Polster, damit es nicht in der Mitte durchsackt. Stellen Sie rechts und links vom unteren Polsterende die beiden anderen Blöcke ab, mit zwei schmal und lang gefalteten Decken oben drauf. Eine schmal und lang gefaltete Decke kommt auf das schräg gestellte Polster. Dabei liegt das eine schmale Ende auf der Mitte des Polsters, das andere lassen Sie über den oberen Rand hängen. Legen Sie eine weitere Decke in halbierter Standardfaltung neben das Kopfende.

Platzieren Sie je ein großes Polster in der Verlängerung der Blöcke am seitlichen Rand der Matte und legen Sie Zudecke und Augenkissen griffbereit.

Setzen Sie sich an das zur Rückenlehne erhöhte große Polster und rutschen Sie mit dem Becken ganz an das Polster heran. Im Zurückgelehnten Schmetterlingssitz ist es noch wichtiger als beim Angelehnten Sitzen, dass Ihr Kreuzbein unterstützt wird und nicht rund durchhängt. Ziehen Sie die beiden großen Polster so nah zu sich heran, dass Sie Ihre Oberschenkel darauf ablegen können, wenn Sie die Knie nach rechts und links aufklappen. Legen Sie Ihre Fußsohlen gegeneinander. Experimentieren Sie mit dem Abstand der Polster von den Hüftgelenken: Geben Sie sich so viel Platz, dass sich die Hüften offen anfühlen – aber legen Sie die Beine so hoch ab, dass sich diese Öffnung nicht als ein Ziehen in die Knie fortsetzen kann. Offen ist gut, Dehnung wäre zu viel. Selbst wenn Sie die Dehnung nicht sofort spüren, wird sie sich wahrscheinlich nach einigen Minuten bemerkbar machen. Sobald Sie zufrieden sind, decken Sie sich zu.

Legen Sie Ihren Oberkörper probehalber auf dem großen Rückenpolster ab und bringen Sie die Decken in Ihre Lieblingsposition: eine als stabile Unterstützung für die Schultern, eine zweite für den Kopf. Ihre Unterarme legen Sie auf die Blöcke mit den Decken darauf. Hier gilt dasselbe wie für die Hüftgelenke: Falten Sie die Decken jeweils so hoch, dass Ihre Ellenbogen nicht in der Luft hängen. So bekommen Ihre Schultern (und damit Ihr Atem) viel Platz, ohne dass der Brustmuskel gedehnt wird. Legen Sie die freien Enden der Decken auf Ihre Leisten und lassen Sie Ihre Finger darauf ruhen, damit die Hände höher liegen als die Ellenbogen und sich festhalten können. Hände halten gern etwas fest, das signalisiert ihnen Sicherheit.

Bevor Sie sich endgültig in Ihre aktive Pause verabschieden, richten Sie noch die obere Decke des Rückenpolsters so aus, dass sich Ihr Kopf in einer absolut sicheren Situation fühlt: Schieben Sie rundherum die Decke so nah an Ihren Kopf heran, dass er von allen Seiten geschützt ist.

Legen Sie Ihr Augenkissen auf, lehnen Sie sich zurück, und lassen Sie mit einem hörbaren Seufzer alle Verantwortung für Ihren Alltag von sich abfallen.

Variationen

Holen Sie sich gleich zu Beginn sämtliche im Haushalt vorhandenen Decken, damit Sie genug Material zum Experimentieren haben. Probieren Sie unterschiedliche Höhen für die Lagerung von Oberkörper und Armen aus. Ziemlich sicher finden Sie mit etwas Geduld eine Position, die Sie hinterher vermutlich nicht mehr abbauen wollen.

In der Haltung verweilen

Lassen Sie mit weiteren Atemzügen immer mehr Schwere und Anspannung von sich abfallen. Nehmen Sie wahr, wie Ihr ganzer Körper getragen wird. Es ist für alles gesorgt. Sie müssen nichts tun. Sie sind einfach da, und allein das ist genau richtig. Sie können so lange in dieser Haltung bleiben, wie Ihr Zeitplan es zulässt. Die Haltung wirkt durch das Wohlgefühl, das sie erzeugt. Kosten Sie es aus.

Zurückkommen

Je länger Sie im Zurückgelehnten Schmetterlingssitz gesessen haben, desto langsamer kommen Sie zurück. Lassen Sie Ihren Atem tiefer werden. Bewegen Sie Ihre Hände und Füße. Richten Sie erst das eine, dann das andere Bein mit den Händen auf. Beugen und strecken Sie die Beine einige Male. Rollen Sie sich dann aus der Position hinaus vorsichtig zu einer Seite und setzen Sie sich aufrecht hin. Atmen Sie einige Male aufmerksam im Sitzen. Sie sind bereit für die nächsten Position, oder für Ihren Alltag.

Abgestützte Rückbeuge – perfekter Ausgleich für den gebeugten Rücken

Rückbeugen und Drehungen sind die besten Mittel, die Wirbelsäule beweglich zu halten. Dabei lösen Rückbeugen oft starke Reaktionen aus: Viele lieben sie, andere mögen sie gar nicht. Falls Sie sich mit Rückbeugen schwer tun: Die beiden vorangegangenen Haltungen (das Angelehnte Sitzen und der Zurückgelehnte Schmetterlingssitz) bereiten Sie vorsichtig auf die echten Rückbeugen vor, nämlich auf diese und die folgende Haltung.

Wenn Sie sich das Foto der Abgestützten Rückbeuge (siehe rechts) anschauen und die Haltung mit der Position vergleichen, in der die meisten von uns am Computer sitzen, können Sie sich vorstellen, woher die extremen Reaktionen auf Rückbeugen kommen. Beim stundenlangen Sitzen am Bildschirm, im Auto, auf dem Sofa, im Bus oder bei diversen anderen Gelegenheiten sinken viele Wirbelsäulen so in sich zusammen, dass sich das obere und das untere Ende, also Kopf und Becken, nach vorn bewegen, während der mittlere Teil nach hinten sackt. In einer Rückbeuge ist es genau umgekehrt. Das fühlt sich oft sehr ungewohnt an. Manche Menschen sind direkt begeistert, weil sie die Haltung als eine sofortige Erholung von der üblichen Belastung Ihrer Wirbelsäule empfinden. Wer aber zu Verspannungen im Rücken neigt, für den verschiebt sich der Eindruck von „ungewohnt“ oft schnell zu „ungemütlich“. Seien Sie in diesem Fall besonders geduldig mit Ihrem Rücken. Falls Sie viel Zeit in einer Sitzposition mit rundem Rücken verbringen, kann sich eine solche Veränderung der Haltung für Sie ziemlich unbequem anfühlen. Aber gerade dann stellt sie natürlich eine besonders gesunde Abwechslung für Gelenke und Muskeln dar. Der Trick ist, ganz sachte anzufangen, buchstäblich niederschwellig. Legen Sie sich anfangs nur auf eine gefaltete Decke. Nehmen Sie die kleinste mögliche Rückbeuge ein. Spüren Sie hier schon einen Unterschied zu Ihrer Alltagshaltung – wunderbar. Üben Sie einige Male mit einer Decke und probieren Sie dann zwei Decken übereinander aus. Wenn Sie auf nur einer Decke keine Rückbeuge fühlen, nehmen Sie gleich zwei. Jede Wirbelsäule braucht eine andere Intensität von Rückbeuge.

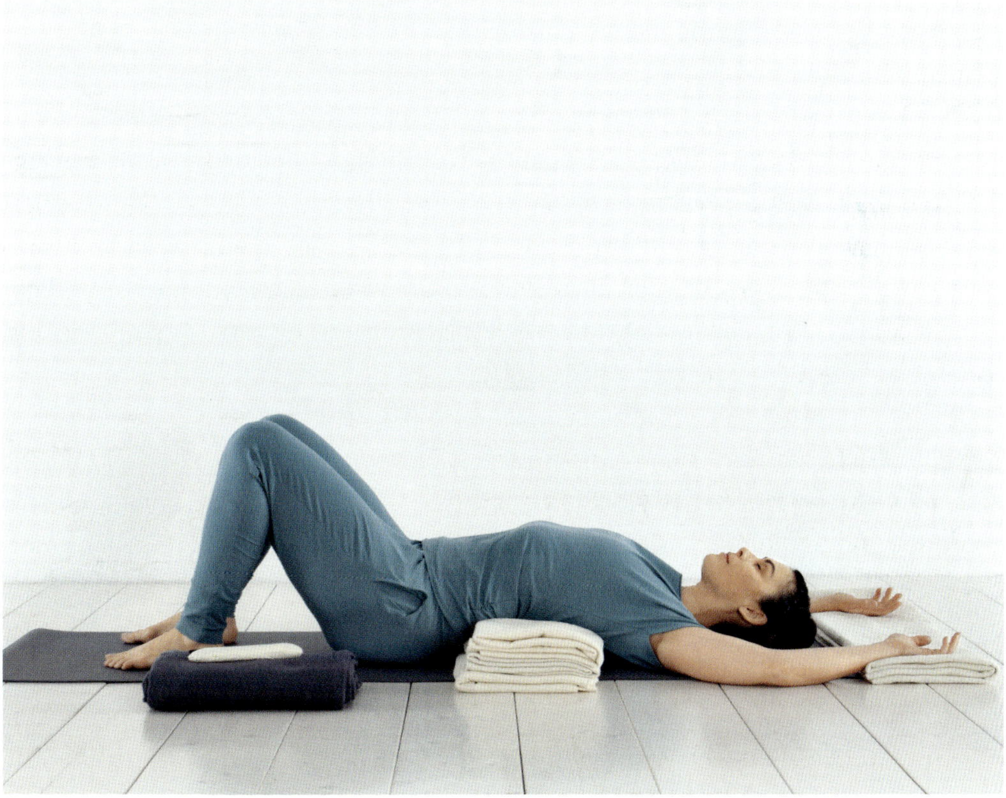

Wirkung

Ihre Wirbelsäule freut sich über die Abwechslung. Diese Haltung löst die vom langen Sitzen angespannten Muskeln der Körperrückseite und dehnt die Muskulatur der Vorderseite. Das schafft Raum für die Lunge und das Herz. Eventuell bemerken Sie schon bei den ersten Atemzügen in der Rückbeuge, wie viel mehr Platz zum Atmen Sie haben. Der vertiefte Atem wiederum beruhigt Ihren gesamten Organismus.

Sobald Sie sich mit der Haltung angefreundet haben und etwas längere Zeit in ihr verbringen können, kann sie Ihnen mittelfristig zu einer aufrechteren Haltung und einem schmerzfreien Rücken verhelfen.

Gegenanzeigen

Sollten Sie in dieser Haltung Schmerzen im Rücken spüren, obwohl Sie nur auf einer gefalteten Decke liegen, lassen Sie die Haltung weg. Aber probieren Sie es zuerst mit der niedrigstmöglichen Polsterung, ehe Sie aufgeben.

Im zweiten und dritten Trimester der Schwangerschaft ist diese Rückbeuge nicht geeignet, weil das Gewicht des Babys auf die große Hohlvene drückt und die Blutzufuhr für Mutter und Kind einschränkt.

Diese Rückbeuge ist außerdem nicht geeignet bei Verletzungen der Halswirbelsäule, oder wenn Ihre Arme oder Hände in der Haltung schmerzen oder taub werden.

Hilfsmittel

- Yogamatte
- eine bis vier Decken in Standardfaltung
- eine schmale lange Decke
- Zudecke und Augenkissen (oder kleines Handtuch)

So geht's

Rollen Sie Ihre Matte aus und legen Sie Zudecke und Augenkissen griffbereit daneben. An den oberen Rand der Matte legen Sie eine schmale lange Decke quer. Sie dient später als Polster für die Hände.

Bei dieser Haltung ist die exakte Positionierung der Decken unter dem Rücken wichtig. Ihre Wirbelsäule soll vom Rand des Beckenkamms bis zur unteren Spitze des Schulterblatts unterstützt werden. Messen Sie also ab, wie breit Ihre Decken dafür sein müssen. Je nach Körpergröße müssen Sie eine Decke in Standardfaltung an der langen oder der kurzen Seite noch einmal halbieren. Probieren Sie eine dieser Varianten aus. Setzen Sie sich auf die Mitte der Matte an den unteren Rand Ihrer gefalteten Decke und rollen Sie sich über die Seite auf den Rücken. Drücken Sie Ihre Daumen auf den oberen Rand des Beckens und fühlen Sie die Spitze eines Schulterblattes, nachdem Sie sich auf Ihre Probedecke gelegt haben. Liegen die Spitzen der Schulterblätter und der obere Rand des Beckens ganz nah am oberen und unteren Rand Ihrer Decke – wunderbar. Falls nicht, falten Sie weiter, bis die Breite passt. Dann suchen Sie die passende Höhe aus: Stapeln Sie so viele Decken in dieser Breite übereinander, wie es sich für Ihre Wirbelsäule gut anfühlt.

Rollen Sie sich auf Ihr Rückenpolster und decken Sie sich zu. Sobald Ihre Wirbelsäule angenehm gebettet ist, stellen Sie die Füße auf. Bedecken Sie Ihre Augen und legen Sie die Hände seitlich vorn oder über Ihrem Kopf auf der schmalen langen Decke ab. Rollen Sie Ihren Kopf einige Male sanft von Seite zu Seite und finden Sie einen neutralen Winkel für die Halswirbelsäule: Sie wollen weder auf dem Kopf stehen noch Ihren Nacken lang ziehen.

Variationen

- Falls Ihr Rücken sehr beweglich ist und Sie Übung in der Abgestützten Rückbeuge haben, können Sie anstelle von gefalteten Decken ein großes Polster benutzen.
- Falls der Rücken Ihre Problemzone ist: Auch eine Rückbeuge auf einer einzigen gefalteten Decke ist eine vollwertige Rückbeuge.
- Falls Sie Druck oder Schmerzen spüren, sobald Sie die Arme über dem Kopf ablegen, strecken Sie die Arme seitlich mit Abstand vom Körper aus und legen Sie jedes Handgelenk auf eine gefaltete Decke.

In der Haltung verweilen

Nehmen Sie die Bewegung Ihres Atems wahr. Spüren Sie, wie sich Ihr Körper mit jeder Ausatmung mehr entspannt. Geben Sie ihm mindestens 1 Minute Zeit, ehe Sie entscheiden, ob Sie sich in dieser Rückbeuge wohlfühlen. Wenn ja, bleiben Sie als Anfänger noch 1 weitere Minute und steigern Sie sich nach und nach auf bis zu 10 Minuten.

Sie brauchen nichts zu tun. Das Polster unter Ihrer Wirbelsäule sorgt für die Veränderung Ihrer üblichen Haltung und unterstützt Sie darin. Seien Sie mutig: Lassen Sie die Veränderung zu!

Zurückkommen

Rollen Sie sich auf einer Seite zusammen und ziehen Sie die schmale lange Decke zu sich heran, auf der Ihre Hände gelegen haben. Falten Sie sie zu einem kleinen Paket und legen Sie Ihren Kopf darauf ab. Nehmen Sie so einige Atemzüge, bis Sie bereit sind, sich langsam wieder aufzurichten. Stützen Sie sich mit den Händen ab und heben Sie Ihren Kopf ganz zuletzt. Atmen Sie im Sitzen mehrmals bewusst ein und aus.

Wandernde Deckenrolle – auf Entdeckungsreise entlang der Wirbelsäule

Als erklärter Fan von Restorative Yoga, der die wohltuende Wirkung dieser Technik gern und oft selbst genießt, kann ich mir kaum einen Grund vorstellen, weshalb sich nicht alle Menschen regelmäßig auf diese Weise aktiv entspannen. Außer vielleicht diesen: Wenn man es wirklich gut haben will beim Restorative Yoga, braucht man Geduld, um die beste Position zu finden. Und möglichst eine ganze Truhe voller Hilfsmittel. Aber die hat nicht jeder.

Bei der Wandernden Deckenrolle jedoch braucht man weder lange aufzubauen noch viel Material. Hier gelten keine Ausreden. Decke aufrollen, hinlegen, fertig!

Herrlich. Die Muskeln entlang der Wirbelsäule werden in mehreren Etappen gedehnt. Die Vorderseite des Körpers kann sich weiten, um Atem aufzunehmen. Die Bauchorgane bekommen mehr Raum und können deshalb besser arbeiten. Die Rückbeuge richtet den Körper auf. Weil dies in mehreren Abschnitten geschieht, können Sie in dieser Übung besonders genau in Ihren Körper hineinspüren und feststellen, wo es vielleicht zwickt – um die Schultern herum, im Bauch oder im unteren Rücken? Die Haltung ist Anamnese und Therapie zugleich: Ihre Rückenmuskulatur kann sich hier in eine genüssliche passive Rückbeuge hinein entspannen.

Wirkung

Diese Rückbeuge kann auf tiefere Rückbeugen vorbereiten, aber genauso gut allein eingesetzt werden, um mit geringem Aufwand Ihre Wirbelsäule bei der Aufrichtung zu unterstützen und die Bauchorgane sanft zu aktivieren.

Gegenanzeigen

Bei degenerativen Erkrankungen der Wirbelsäule benutzen Sie nur eine flache Rolle oder ein kleines aufgerolltes Handtuch. Üben Sie die Haltung nicht, wenn sie auch in dieser Variante Rückenschmerzen verursacht.

Während einer Schwangerschaft führen Sie die Übung nur bis etwa zur 20. Woche in der Rückenlage aus. Steigen Sie auf die halb liegenden Rückbeugen um, sobald das Gewicht des Babys auf Ihre Wirbelsäule drückt, wenn Sie auf dem Rücken liegen.

Hilfsmittel

- Deckenrolle
- Zudecke und Augenkissen

So geht's

Obere Position

Legen Sie die gerollte Decke auf den Boden oder quer auf eine Yogamatte. Legen Sie Augenkissen und Zudecke griffbereit hin. Setzen Sie sich neben die Decke und drehen Sie sich über die Seite in die Rückenlage. Die Deckenrolle soll dabei unter Ihrem Brustkorb liegen, etwa in der Höhe Ihres BHs oder der untersten Rippen. Ihre Schultern schweben nur knapp in der Luft, sie liegen fast auf dem Boden. Decken Sie sich zu und legen Sie das Augenkissen auf Stirn und Augen. Breiten Sie die Arme seitlich aus oder heben Sie sie lang über den Kopf, je nachdem was sich angenehmer anfühlt.

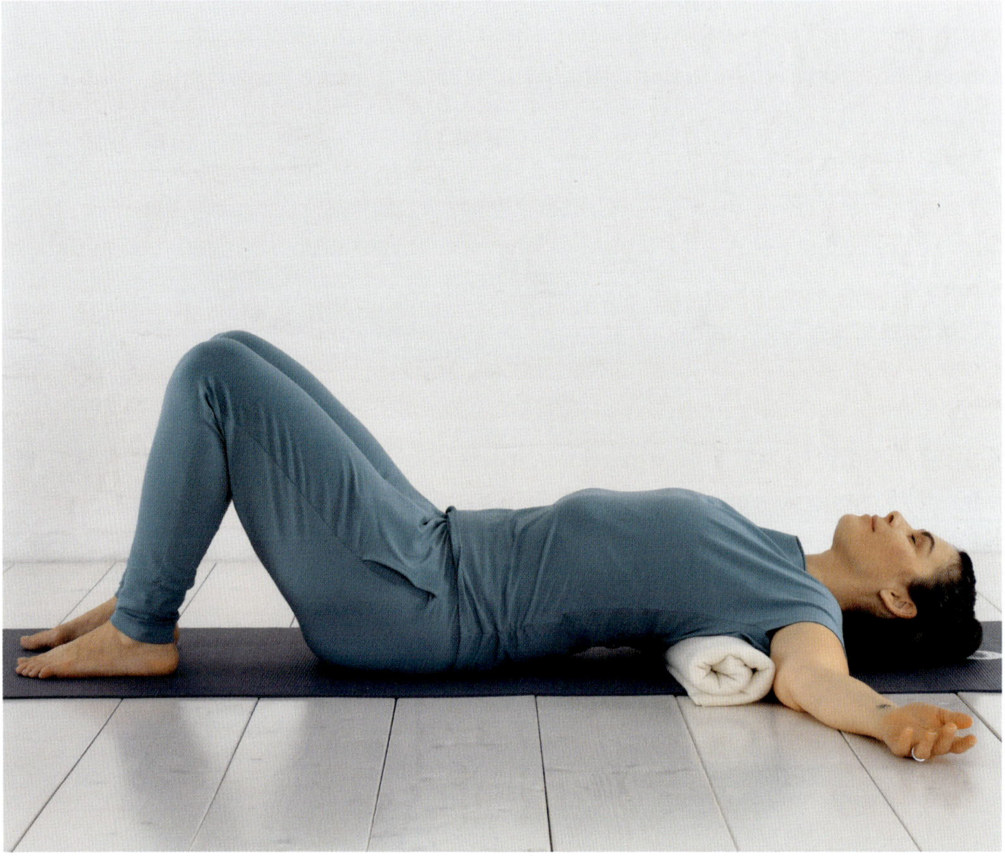

Obere Position

Mittlere Position
Stellen Sie die Füße auf, heben Sie das Becken und schieben Sie die Deckenrolle zum mittleren Rücken hinunter. Legen Sie Ihren Körper langsam wieder ab. Ihre Schultern und Ihr Becken liegen auf dem Boden auf. Strecken Sie die Beine wieder aus oder lassen Sie die Füße aufgestellt.

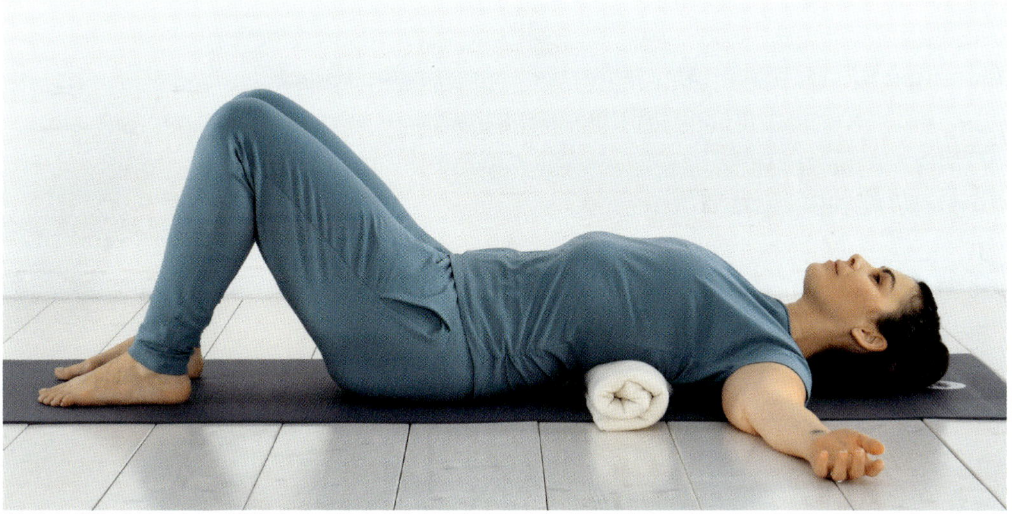

Mittlere Position

Untere Position

Stellen Sie die Füße auf, heben Sie das Becken und schieben Sie die Deckenrolle zum unteren Rücken hin. Die Rolle füllt jetzt Ihre natürliche Lordose aus, also das Hohlkreuz in der Lendenwirbelsäule. Ihr Becken bleibt dabei auf der Unterlage liegen.

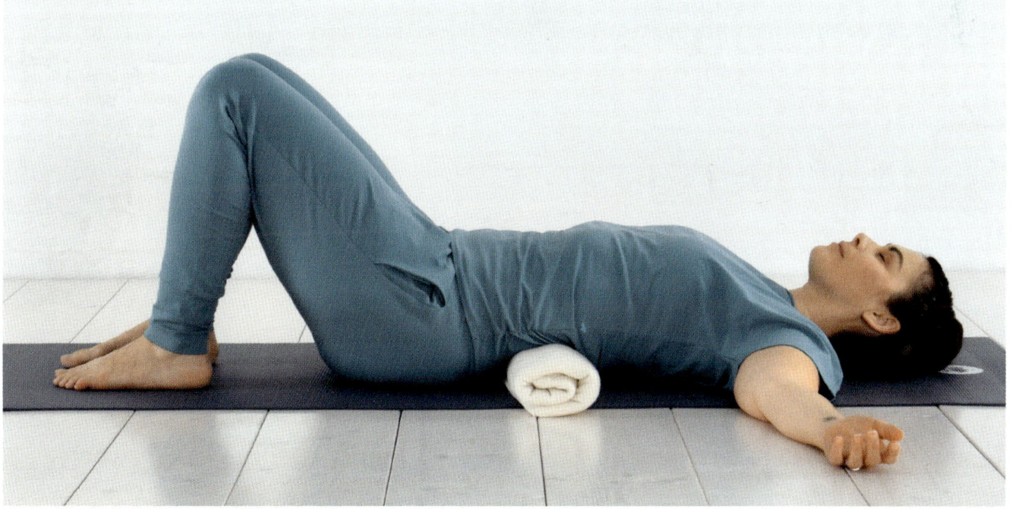

Untere Position

Variationen

Experimentieren Sie mit der Höhe der Deckenrolle. Wenn Sie die Haltung schon öfter geübt haben, rollen Sie die Decke probehalber einmal dicker auf.

Bei aufgestellten Füßen lassen Sie die Knie gegeneinander sinken, wenn das für Ihren unteren Rücken angenehmer ist.

In der Haltung verweilen

Lassen Sie den Atem fließen. Nehmen Sie wahr, wie sich die Vorderseite Ihres Körpers nach und nach offener und freier fühlt. Spüren Sie, wie der Atem ganz ohne Anstrengung in jeden Winkel Ihres Brustkorbs wandern kann. Seien Sie aufmerksam für die Veränderungen, die sich durch die verschiedenen Positionen der Deckenrolle ergeben. Die Rückbeuge darf sich im ersten Moment unbequem anfühlen, aber sie soll nie schmerzhaft sein.

Beginnen Sie mit etwa 2 Minuten in jeder Position und dehnen Sie die Dauer nach Wunsch aus.

Zurückkommen

Stellen Sie die Füße auf und ziehen Sie die Deckenrolle unter Ihrem Rücken hervor. Bleiben Sie auf dem Rücken liegen und nehmen Sie den Unterschied zur vorangegangenen Rückbeuge wahr. Rollen Sie sich auf eine Seite und bleiben Sie hier für einige Atemzüge. Wenn Sie so weit sind, stützen Sie sich mit den Händen ab und kommen langsam über die Seite zum Sitzen zurück. Heben Sie Ihren Kopf ganz zuletzt.

Die inneren Organe massieren: Drehungen

Drehungen sind eine Wohltat für den Rücken und die Bauchorgane: Abwechselnd werden die Muskeln an beiden Seiten der Wirbelsäule gedehnt. Auf der einen Körperseite wird sanfter Druck auf die inneren Organe ausgeübt, auf der anderen Seite bekommen sie mehr Raum. Die Wirkung ähnelt einer Massage. Der geniale Vorteil gegenüber einer Massage: Sie bestimmen selbst die Intensität. Und alles geschieht ganz ohne Kraftaufwand.

Sitzende Drehung – sanfte Massage für die Bauchorgane

Halb sitzend, halb liegend umarmen wir in dieser Haltung ein großes Kissen. Diese Drehung ist so sanft, dass sie sogar von Schwangeren geübt werden kann. Dennoch ist sie ein echter Richtungswechsel. Sie können das auf dem Foto (siehe Seite 78) sehen: Das Becken ist zur Seite ausgerichtet, der Oberkörper jedoch dreht sich zum Boden hin. Im täglichen Leben drehen wir uns zwar öfter, aber selten tun wir es besonders aufmerksam, und meistens kommen wir rasch in die Ausrichtung nach vorne zurück. In dieser langsamen Drehung wechseln wir endlich einmal für einen längeren Zeitraum die Richtung – das freut die Wirbelsäule, die inneren Organe und die Atemmuskulatur.

Wirkung

Wir sind fast ohne Ausnahme Gewohnheitstiere in unseren Bewegungen. Drehungen kommen dabei seltener vor als Vor- und Rückbeugen. Für eine abwechslungsreiche Bewegungsdiät brauchen wir deshalb dringend Drehungen. Sie dehnen die Zwischenrippenmuskulatur und stärken dadurch die Atmung. Sie regen die Verdauung an, indem sie die Bauchorgane sanft massieren. Zusätzlich sorgt die Haltungsänderung für eine Entlastung der Wirbelgelenke.

Gegenanzeigen

Die Sitzende Drehung ist für fast jeden geeignet, selbst bei Bewegungseinschränkungen der Wirbelsäule und anderen Rückenproblemen. Sorgen Sie dafür, dass sich Ihr ganzer Rücken in der Haltung wohlfühlt. Falls Sie keine spannungsfreie Position finden können, lassen Sie die Haltung aus.

Hilfsmittel

- Yogamatte
- zwei Blöcke
- ein großes Polster
- Zudecke und Augenkissen/Baumwollschal

Wahlweise

- schmale lange Decken für die Unterarme
- ein großes Polster, Blöcke oder Decken zum Abstützen der Beine

So geht's

Rollen Sie Ihre Yogamatte aus. Bauen Sie eine Rampe aus dem großen Polster: Stellen Sie dafür einen Block senkrecht auf die Matte und legen Sie das große Polster so darauf, dass es etwa in einem 45-Grad-Winkel steht und die schmale Enden zu den schmalen Enden der Matte zeigen. Schieben Sie einen zweiten Block waagerecht unter das Polster, damit es nicht in der Mitte durchsackt. Legen Sie Zudecke und Augenkissen griffbereit hin. Setzen Sie sich mit der rechten Hüfte direkt neben das untere Ende des Polsters. Ziehen Sie die Beine an, legen Sie Ihre Füße neben sich ab und decken Sie sich zu. Drehen Sie sich nach rechts zum Polster hin und stellen Sie die Hände rechts und links vom Polster ab.

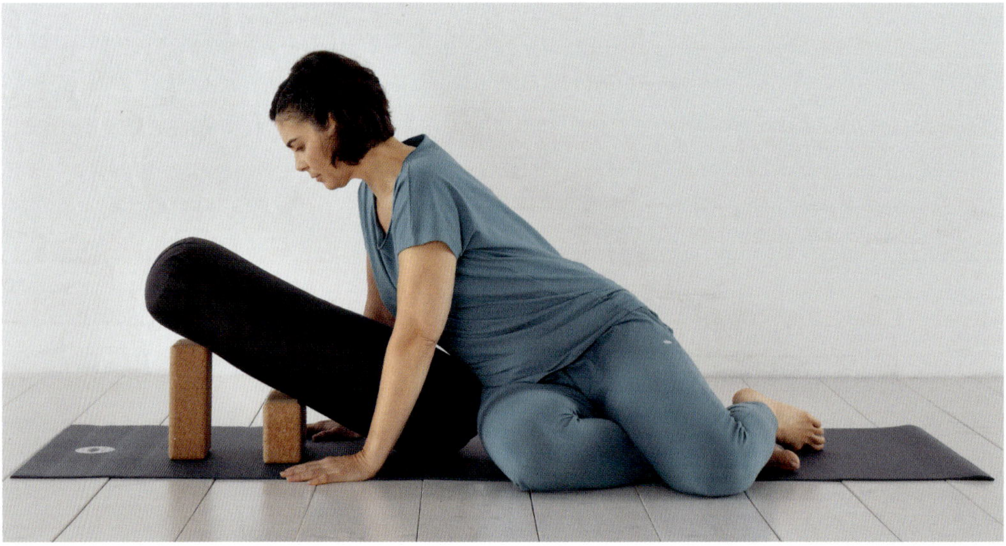

Atmen Sie ein. Mit der Ausatmung lassen Sie Ihren Oberkörper ein kleines Stück in Richtung Polster sinken. Nehmen Sie mindestens vier Atemzüge, ehe Sie Ihren Oberkörper ganz auf dem Polster ablegen. Sie kommen auf diese Weise viel tiefer in die Drehung hinein. Lehnen Sie das Augenkissen vor Ihre Augen oder legen Sie den Baumwollschal über Ihre Stirn und Augen. Falls Ihre Ellenbogen nicht auf dem Boden aufliegen, legen Sie Decken unter. Drehen Sie Ihren Kopf nach links.

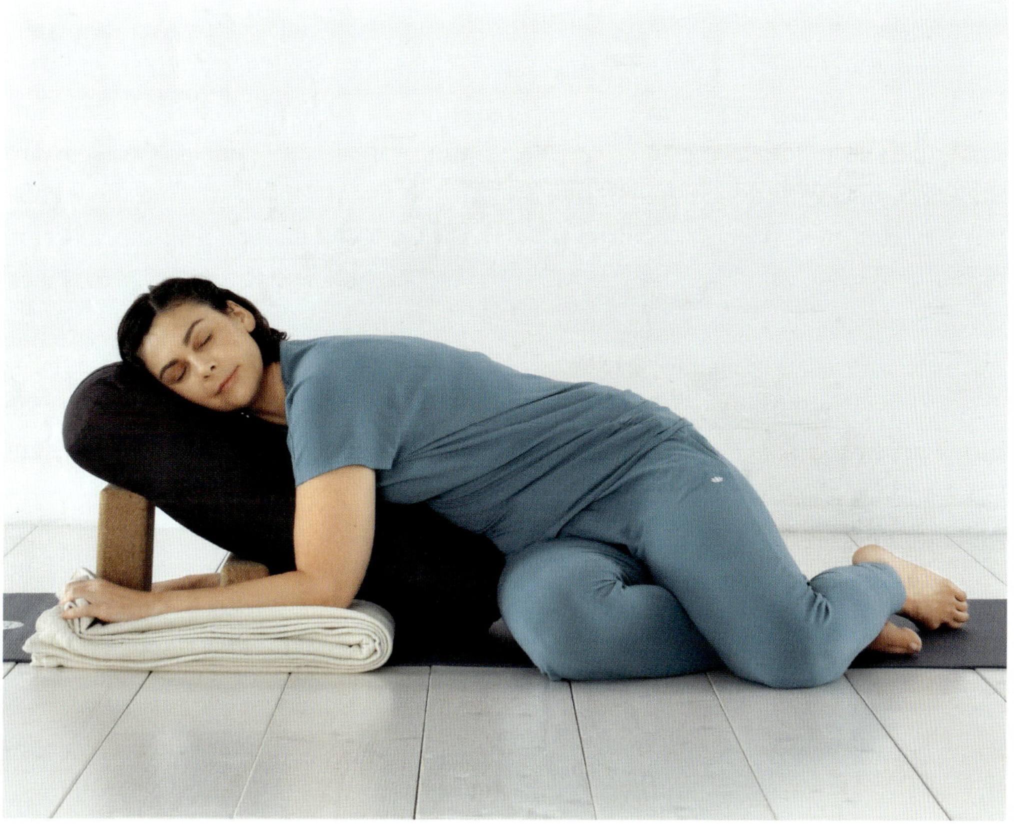

Variation

Falls Ihre Beine gegeneinandergedrückt werden oder Ihre obere Beckenseite nach vorn kippt, polstern Sie Ihre Beine mit Decken oder Kissen ab. Achten Sie darauf, dass Ihr Becken und Ihr Oberkörper sanft gegeneinander verdreht bleiben.

In der Haltung verweilen

Genießen Sie das wohlige Gefühl der Schwere auf dem Kissen. Lassen Sie Ihre Schultern in Richtung Boden sinken. Geben Sie Ihr ganzes Gewicht an Ihre Unterlage ab. Spüren Sie, wie Ihr Atem immer selbstverständlicher fließt. Vielleicht fühlt sich Ihre Wirbelsäule so elastisch an, dass Sie Ihren Kopf sogar nach rechts drehen möchten. Beginnen Sie mit wenigen Minuten in der Haltung. Wenn Sie sich in der Drehung wohlfühlen, bleiben Sie 5 bis 10 Minuten auf jeder Seite.

Zurückkommen

Stützen Sie sich auf den Händen ab, sodass Sie das Gesicht zum Kissen hin drehen können. Bleiben Sie so für einige Atemzüge. Richten Sie sich dann langsam auf. Wiederholen Sie die Übung auf der anderen Seite und kommen Sie ebenso langsam zurück.

Liegende Drehung – stärkere Dehnung für die Muskulatur

Die Liegende Drehung ist die aktivste Übung, die in diesem Buch vorgestellt wird. Getreu den Prinzipien des Restorative Yoga dürfen Sie sich zwar auch in dieser Haltung ganz ohne Muskelkraft von Kissen und Decken tragen lassen; aber Sie werden bemerken, dass Sie trotz Polsterung in jeder Position eine Dehnung an der Seite Ihres Körpers spüren. Sie können diese Dehnung je nach Lagerung Ihrer Beine intensiver oder sanfter gestalten. Die Dehnung von Muskeln erzeugt einen Nervenreiz, der dem Hirn gemeldet wird – und Sie dadurch wahrscheinlich zu einer Reaktion auffordert. Wenn Sie ganz puristisch sein und Nervenreizungen vollständig ausschalten wollen, dann gehört die Liegende Drehung nicht in Ihr Restorative-Repertoire. Möchten Sie aber Ihr Programm durch eine Haltung bereichern, die der Wirbelsäule eine intensivere Drehung ermöglicht als die Sitzende Drehung – bitte schön! Sie werden eine deutlichere Erweiterung Ihres Atemraumes spüren und vielleicht auch eine hörbar stärkere Wirkung auf Ihre Verdauung.

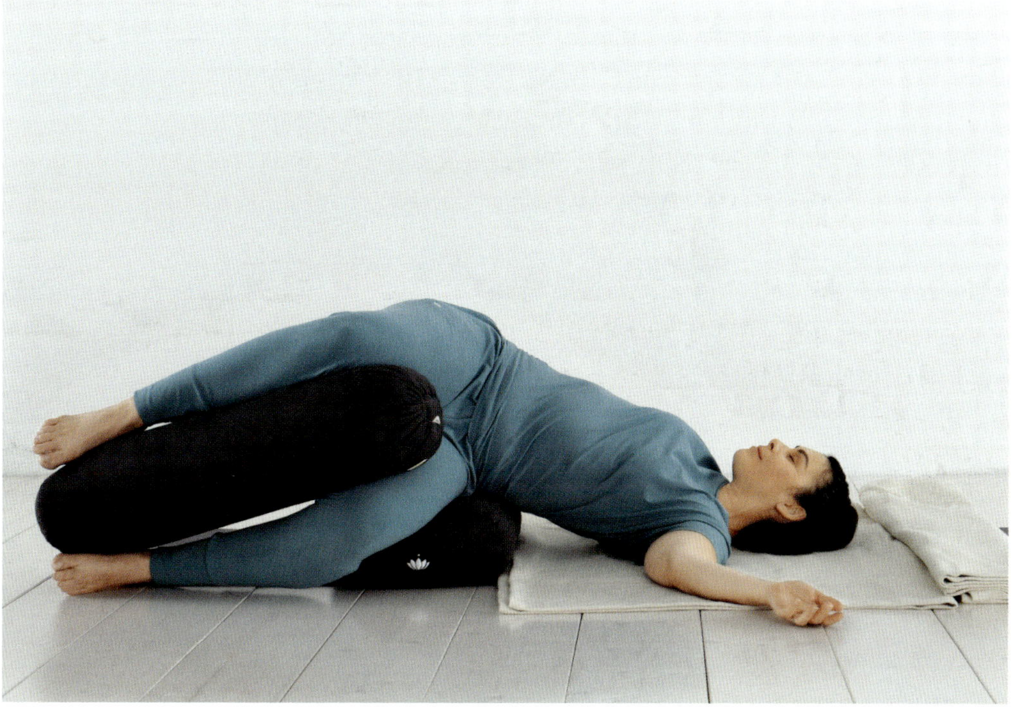

Wirkung

Die Liegende Drehung wirkt ähnlich wie die Sitzende Drehung, aber intensiver. Sie fördert die tiefe Atmung, indem sie die Zwischenrippenmuskulatur dehnt, und regt die Verdauung an, indem sie den Organen im unteren Bauch durch die erhöhte Lage und die Drehung des Körpers viel Platz verschafft. Auch die Wirbelsäule profitiert von dieser Verwringung, da diese für eine Entlastung der Wirbel sorgt.
Die Liegende Drehung eignet sich gut für eine kurze Pause, in der Sie nicht ganz herunterfahren möchten. Die Empfindung der Dehnung verhindert, dass Sie sich so völlig entspannen wie in einer Position, in der Sie komplett dahinschmelzen. Die Wirkung der Haltung ist zudem anders, je nachdem, wie beweglich Sie sind: Wenn Sie diese Übung als deutlich dehnend empfinden, werden Sie sich anschließend angeregter fühlen als jemand, der sehr elastische Muskeln hat.

Gegenanzeigen

Sollten Sie Rückenbeschwerden haben, gehen Sie bei dieser Übung sehr langsam vor. Beginnen Sie mit einer vorsichtigen kleinen Drehung, in der Sie Ihre Beine hoch abstützen. Lassen Sie zu, dass sich Ihre Rückenmuskulatur entspannt, ehe Sie weitergehen – oder bleiben Sie bei der ersten kleinen Drehung. Falls Sie schwanger sind, üben Sie statt der Liegenden die Sitzende Drehung.

Hilfsmittel

- Yogamatte
- Decke in Standardfaltung
- ein großes Polster
- schmale lange Decke
- Zudecke und Augenkissen

Wahlweise

- großes Polster, Blöcke oder Decken zum Abstützen der Beine

So geht's

Rollen Sie Ihre Yogamatte aus. Legen Sie die Decke in Standardfaltung mit der längeren Seite an die Längsseite des großen Polsters. Bringen Sie eine schmale lange Decke, eine Zudecke und ein Augenkissen in griffbereite Nähe. Setzen Sie sich auf ein Ende des Polsters, mit der Decke links von Ihnen. Legen Sie sich mit Ihrer linken Seite auf die Decke. Rollen Sie Ihren Oberkörper nach rechts. Ihr Becken zeigt nach links, Ihr Oberkörper zeigt zur Decke. Breiten Sie die Zudecke über sich aus. Legen Sie Ihren rechten Arm auf die schmale lange Decke. Achten Sie dabei darauf, dass wenig Gewicht auf Ihrer rechten Schulter ruht. Falls Ihre rechte Schulter in die Decke drückt, rücken Sie ein wenig näher zum Kissen hin, um das Gewicht gleichmäßiger zu verteilen. Sorgen Sie für eine angenehme Dehnung über die ganze Länge der oberen Körperseite, indem Sie ein großes Polster oder Decken zwischen die Beine legen. Wenn Sie mit Ihrer Position zufrieden sind, legen Sie Ihr Augenkissen auf Stirn und Augen.

In der Haltung verweilen

In dieser Haltung kann es manchmal schwerfallen, ruhig zu bleiben. Nicht, weil die Haltung unbequem wäre. Im Gegenteil, die Dehnung fühlt sich meistens sehr

angenehm an. Doch wenn die Muskeln nachgeben und sich entspannen, lässt das Gefühl der Dehnung nach. Dann möchte man sich oft bewegen, um die Dehnung wieder deutlicher zu spüren. Gönnen Sie es sich jedoch, nach dem Nachlassen der ersten Dehnung einfach zu entspannen. Nehmen Sie wahr, wie der Atem ganz ungehindert den Körper abwechselnd weiter und wieder kleiner werden lässt.
Ist die Übung neu für Sie, wechseln Sie nach 2 bis 3 Minuten auf die andere Seite. Sind Sie mit der Haltung vertraut, bleiben Sie 5 bis 10 Minuten auf jeder Seite. Es ist gut möglich, dass sich die Haltung auf beiden Seiten unterschiedlich anfühlt. In asymmetrischen Haltungen spüren Sie, wie Ihre Bewegungsgewohnheiten Ihren Körper prägen: Die Seite, die sich fester anfühlt, ist meistens diejenige, mit der Sie mehr tragen oder die Sie stärker belasten.

Zurückkommen

Rollen Sie sich langsam auf der linken Seite ein. Rücken Sie das großen Polster so zurecht, dass Sie mit leicht erhöhtem Oberkörper für einige Atemzüge liegen bleiben können. Spüren Sie den Unterschied zwischen Dehnung und eingerollter Haltung.

Stützen Sie sich mit den Armen ab, um über die Seite zum Sitzen zu kommen. Heben Sie erst ganz zuletzt den Kopf. Wiederholen Sie die Haltung zur anderen Seite.

Nach innen schauen: Vorbeugen

Wir alle achten gewöhnlich am meisten auf das, was vor unseren Augen passiert. Was hinter unserem Rücken geschieht, bleibt unserem Blick buchstäblich verborgen. Rückbeugen und Drehungen, die beide auf der Vorderseite des Körpers mehr Raum schaffen, betonen zusätzlich unsere ohnehin dominante Vorderseite. Sie geben uns ein Gefühl von Kraft und Dynamik.

In Vorbeugen dagegen rollen wir uns ein und drehen der Welt den Rücken zu. Vorbeugen sind der erste Schritt auf dem Weg zur Beobachtung des inneren Lebens. Da wir unseren Blick in einer Vorbeuge nach unten richten, wenden wir uns vom Druck der äußeren Einflüsse ab und richten die Aufmerksamkeit auf uns selbst. Die Außenwelt wird weniger wichtig, die Innenwelt tritt in den Vordergrund. Das schaltet viele Störfaktoren aus, die unsere Entspannung behindern. Diese Eigenschaft macht Vorbeugen so besonders beruhigend.

Haltung des Kindes – gestützt und beschützt

Schutz, Wärme, wie im Bauch der Mutter eingerollt: Die Haltung des Kindes erinnert unser Unterbewusstsein an eine Zeit in unserem Leben, in der für uns vollkommen gesorgt wurde. Wir ziehen uns in uns selbst zurück und schützen unsere leicht verwundbare Vorderseite.

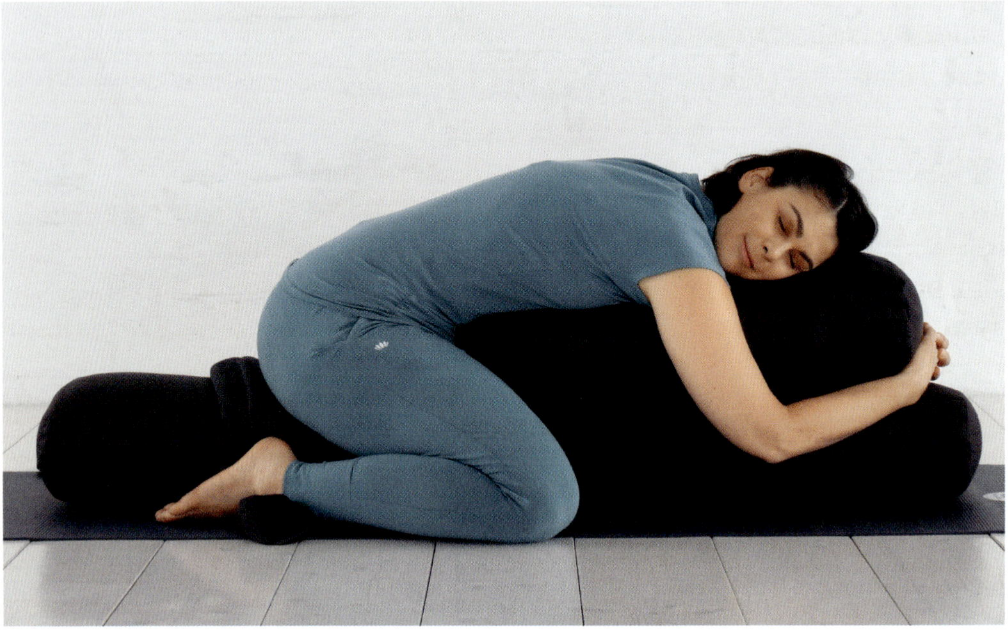

Für sehr bewegliche Menschen ist diese Haltung die perfekte Sofort-Entspannung – ganz ohne Hilfsmittel: Einfach einrollen und loslassen. Unsere Schultern, die sonst oftmals viel tragen müssen, werden weich und weit. Die Haltemuskulatur rechts und links der Wirbelsäule entspannt sich. Der Atem wird im Rücken deutlich spürbar und dehnt die rückwärtigen Zwischenrippenmuskeln. Während wir in Rückbeugen stolz die Vorderseite des Körpers nach oben wenden und uns der Welt öffnen, ziehen wir uns in der Haltung des Kindes in unseren geschützten inneren Raum zurück. Es hat etwas unvergleichlich Tröstliches, den Bauch nach unten sinken zu lassen und der Welt zur Abwechslung einmal den Rücken zuzukehren.

Wirkung

Die Haltung des Kindes vermittelt mehr als alle anderen Übungen des Restorative Yoga das Gefühl von Sicherheit und Schutz. Sie ist dadurch eine der am stärksten beruhigend wirkenden Asanas.
Die Haltung wirkt auf den gesamten Rücken. Verspannungen in der Lendenwirbelsäule und in den Schultern können sich lösen. Die Entspannung des unteren Rückens hilft gegen Kreuzschmerzen und beeinflusst die Funktion der Nieren positiv.

Die Übung ermöglicht es uns, hinter den Äußerlichkeiten die Stille in uns wahrzunehmen. Wem es schwerfällt, sich von äußeren Eindrücken zu lösen, stellt in der Haltung des Kindes oft zum ersten Mal fest, wie schnell sich sein Gedankenkarussell eigentlich dreht. Das mag beim ersten Erleben alles andere als entspannend sein – aber um eine belastende Gewohnheit zu ändern, müssen wir sie erst einmal wahrnehmen. Wenn wir dranbleiben, werden die Gedanken irgendwann von selbst langsamer.
Viele Frauen üben die Haltung des Kindes gern während der Menstruation, weil sie dabei hilft, Krämpfe im Bauch zu lösen. Bauch und Rücken können sich entspannen, der Kopf beruhigt sich.

Gegenanzeigen

Die abgestützte Haltung des Kindes ist für fast jeden geeignet. Dank der doppelt hohen Polster sind die Knie weniger stark gebeugt, sodass sich selbst die meisten Menschen mit Knieproblemen in dieser Haltung wohlfühlen. Falls der Beugungswinkel Ihnen auch hier noch zu stark ist, bietet sich die Variation auf dem Stuhl an. Wer allerdings gerade einen Bandscheibenvorfall hinter sich hat oder an degenerativen Veränderungen der Wirbelsäule mit eingeschränkter Beweglichkeit und neurologischen Symptomen wie ausstrahlenden Schmerzen oder Taubheit leidet, sollte ein rundes Beugen der Wirbelsäule vermeiden.

Hilfsmittel

- Yogamatte
- drei große Polster
- Zudecke und Augenkissen

Wahlweise

- kleine gerollte Handtücher für die Knöchel und/oder die Schläfe
- schmale lange Decken zur Unterstützung der Arme
- Blöcke zum Anheben des oberen Polsters
- Deckenrolle für den Bauch
- Sandsack zum Beschweren des unteren Rückens
- Yogamatte
- zwei Klappstühle
- gefaltete Decke als Sitzpolster

So geht's

Rollen Sie Ihre Yogamatte aus. Legen Sie zwei große Polster mit den kurzen Enden aneinander auf die Matte und ein drittes Polster mittig darauf. Legen Sie eine Zudecke und ein Augenkissen griffbereit hin. Setzen Sie sich rittlings auf eines der kurzen Polsterenden und ziehen Sie das obere Polster zu sich heran. Legen Sie den Oberkörper auf das obere Polster. Finden Sie die Position, in der das Polster Ihren Brustkorb abstützt und Ihren Rücken rund werden lässt, ohne Ihren Bauch einzuklemmen. Bei Bedarf können Sie den Raum zwischen Bauch und Kissen mit einer gerollten Decke ausfüllen. Hüllen Sie sich in eine Decke ein und lassen Sie sich auf die Polster sinken. Legen Sie die Hände vorn auf das untere Polster, sodass die Handgelenke etwas höher liegen als die Ellenbogen. Drehen Sie den Kopf auf die Seite, ganz so, wie es für Sie am angenehmsten ist. Lehnen Sie das Augenkissen gegen Ihre Stirn und Augen.

Variationen

- Wenn Sie Spannung im Nacken spüren, legen Sie sich ein kleines gefaltetes Handtuch unter die Schläfe.
- Ist Ihnen die Dehnung für die Fußrücken zu stark, polstern Sie Ihre Knöchel mit zwei kleinen gerollten Handtüchern ab.
- Schieben Sie zwei Decken unter die Unterarme, falls Ihre Ellenbogen in der Luft hängen.
- Möchten Sie lieber etwas mehr aufgerichtet ruhen, stellen Sie einen Block unter das Ende des oberen Polsters.
- Sofern Sie die Haltung während der Menstruation üben, versuchen Sie es einmal mit etwas zusätzlichem Druck auf den Bauch: Schieben Sie Ihre Fäuste zwischen Bauch und Kissen. Legen Sie einen Sandsack auf Ihren unteren Rücken, verstärken Sie das Gefühl der Entspannung und die krampflösende Wirkung.

Sollten Ihre Knie beim Üben auf dem Boden schmerzen, probieren Sie die Variante mit Stuhl aus.

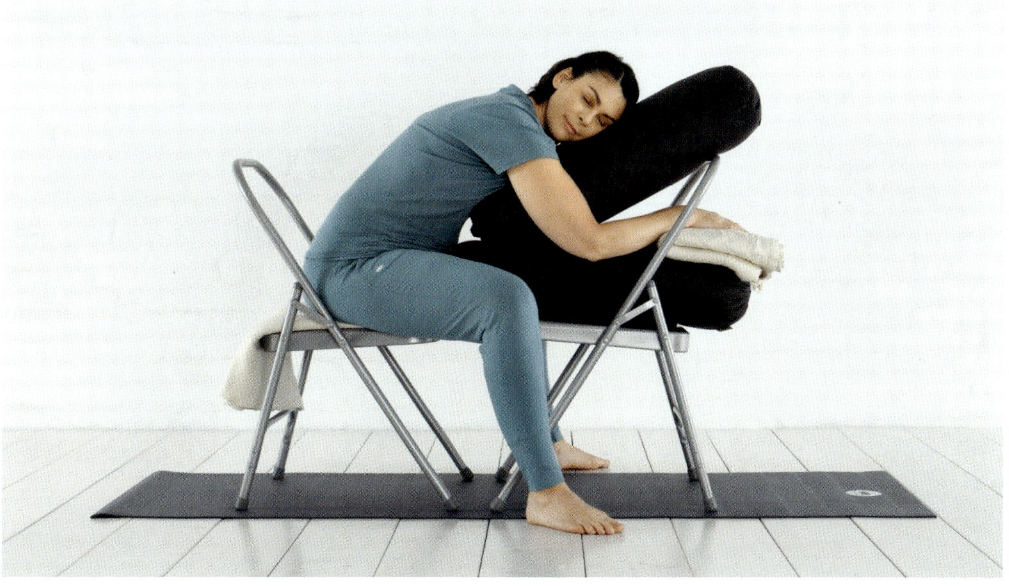

Stellen Sie dafür zwei Klappstühle in etwa 15 cm Abstand voneinander mit den Sitzflächen zueinander auf eine Yogamatte. Polstern Sie den Stuhl, auf den Sie sich setzen, mit einer gefalteten Decke. Legen Sie ein großes Polster längs auf den Stuhl gegenüber. Ein zweites stellen Sie obendrauf und stützen es an der Lehne ab. Sollte es durchsacken, stellen Sie einen Block in den Spalt zwischen den Polstern. Halten Sie eine Decke zum Zudecken bereit. Setzen Sie sich und ziehen Sie den zweiten Stuhl zu sich heran, bis das obere Polster Ihren Brustkorb abstützt. Weil Sie stärker aufgerichtet sitzen, kann es sein, dass sich Ihr Rücken in der Variante auf dem Stuhl nicht rundet. Entspannen kann er sich trotzdem. Legen Sie Ihre Hände auf dem unteren Polster ab, sodass sie etwas höher liegen als Ihre Ellenbogen. Kuscheln Sie sich in Ihre Zudecke ein.

In der Haltung verweilen

Spüren Sie, wie Ihre Schultern und Ihr unterer Rücken wohlig schwer werden. Die Schultern sinken in Richtung Boden, der untere Rücken weitet sich. Ihr Bauch entspannt sich. Nehmen Sie wahr, wie Ihr Körper mit jedem Ausatmen noch schwerer wird. Umarmen Sie Ihre Polster, nehmen Sie die wärmende Unterstützung wahr. Seufzen Sie einige Male beim Ausatmen, und Sie merken, wie sich zusätzlich Spannung löst.

Wenden Sie den Kopf von Zeit zu Zeit auf die andere Seite. Sie brauchen dafür zwar keinen Wecker zu stellen, aber sorgen Sie für ein Gleichgewicht.

Je länger Sie in dieser Haltung bleiben, desto stärker kann sich die Haltemuskulatur entlang der Wirbelsäule entspannen. Solange Sie spüren, wie die Muskeln immer wieder einmal loslassen, sind Sie noch nicht fertig! 10 Minuten ist ein guter Anfang.

Zurückkommen

Zum Auflösen der Haltung stützen Sie die Hände auf und drehen die Nase Richtung Boden. Bleiben Sie hier für einige Atemzüge. Drücken Sie sich mit den Händen ab und richten Sie sich auf. Kommen Sie über den Vierfüßler in den Abwärts schauenden Hund (siehe Aufwärmübungen Seite 44f.), um die Beine wiederzubeleben. Bei der Variante auf dem Stuhl richten Sie sich langsam mithilfe der Arme auf und rekeln sich eine Weile im Sitzen.

Vorbeuge mit gegrätschten Beinen – loslassen statt lang ziehen

Die aktive Version dieser Haltung dehnt intensiv die Muskeln an den Beinrück- und -innenseiten. Probieren Sie einmal die passive Variante aus und nehmen Sie wahr, wie Ihre Muskeln ganz von selbst langsam nachgeben. Sobald Sie nicht mehr vollauf damit beschäftigt sind, die Dehnung auszuhalten, werden Sie wahrscheinlich ganz neue Aspekte dieser Vorbeuge entdecken: ein Gefühl von Weichheit auf der Körperrückseite und ein allmähliches Entspannen der Oberschenkelmuskeln. Statt die Muskeln aktiv zu dehnen, gehen Sie hier ganz langsam vor, sodass Ihre Muskulatur nach und nach wie von selbst in die gewünschte Richtung nachgibt.

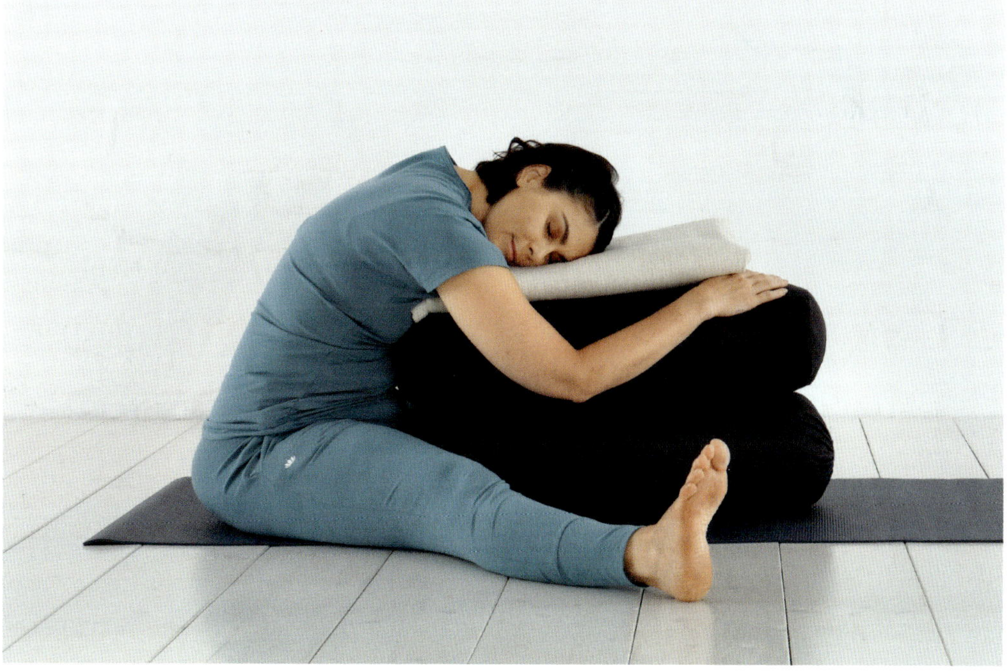

Wirkung

Alle Vorbeugen beruhigen die Verdauungsorgane. Die Vorbeuge mit gegrätschten Beinen ist dafür besonders gut geeignet: Die nach innen gewandte Haltung beruhigt, der untere Bauch bekommt viel Platz. Zusätzlich wird der untere Rücken schonend gedehnt, und die Beine werden durch die leichte Dehnung aktiviert. Aus diesen Gründen üben viele Frauen die Haltung gern während ihrer Periode und während der Schwangerschaft.

Gegenanzeigen

In Vorbeugen spüren viele Menschen ein Ziehen im unteren Rücken. Meistens lässt sich das durch eine Veränderung der Sitzposition beheben. Sollten Ihre Lendenwirbelsäule oder Ihr Kreuzbein jedoch auch in den angebotenen Varianten schmerzen, lassen Sie sie aus. Seien Sie aufmerksam für den Unterschied: Ein Gefühl der Dehnung ist in Ordnung. Das kann sich durchaus einmal leicht unangenehm anfühlen. Nur weh tun soll es nicht. Ist die Dehnung stark oder schmerzhaft, entspannen Sie sich bestimmt nicht. Und wenn Sie sich nicht entspannen, findet kein Yoga statt.

Hilfsmittel

- Yogamatte
- Zudecke
- zwei große Polster
- Decke

Wahlweise

- weitere Polster
- Decken
- Blöcke

So geht's

Legen Sie Ihre Zudecke griffbereit hin. Setzen Sie sich auf eine bequeme Unterlage und öffnen Sie die Beine zu einer Grätsche, die Sie ohne Dehnschmerz beibehalten können. Legen Sie zwei Poster aufeinander, ziehen Sie sie zu sich heran, falten Sie die Decke in Standardfaltung und halbieren Sie sie noch einmal der Länge nach. Erhöhen Sie die Polster mit der Decke und legen Sie den Oberkörper darauf ab. Ihr unterer Rücken bleibt dabei in derselben leicht nach vorn gekippten Position wie im Stehen. Drehen Sie die Nase wahlweise zum Kissen oder zur Seite. Legen Sie die Hände auf dem oberen Polster ab.

Variationen

- Stapeln Sie so viele Polster und Decken aufeinander, bis Sie nur noch eine sanfte Dehnung in den Beinen und ein Gefühl der Offenheit auf der Körperrückseite spüren.
- Hängen Ihre Ellenbogen in der Luft, schieben Sie Blöcke unter.
- Falls Ihre Beinrückseiten sich stark gedehnt anfühlen, legen Sie eine Deckenrolle unter jede Kniekehle.
- Schmerzen Ihre Knie, bringen Sie die Beine näher zusammen.
- Wenn Sie in keiner dieser Varianten zur Ruhe kommen, legen Sie Ihren Oberkörper statt auf einem Polster auf der Sitzfläche eines Stuhls ab.

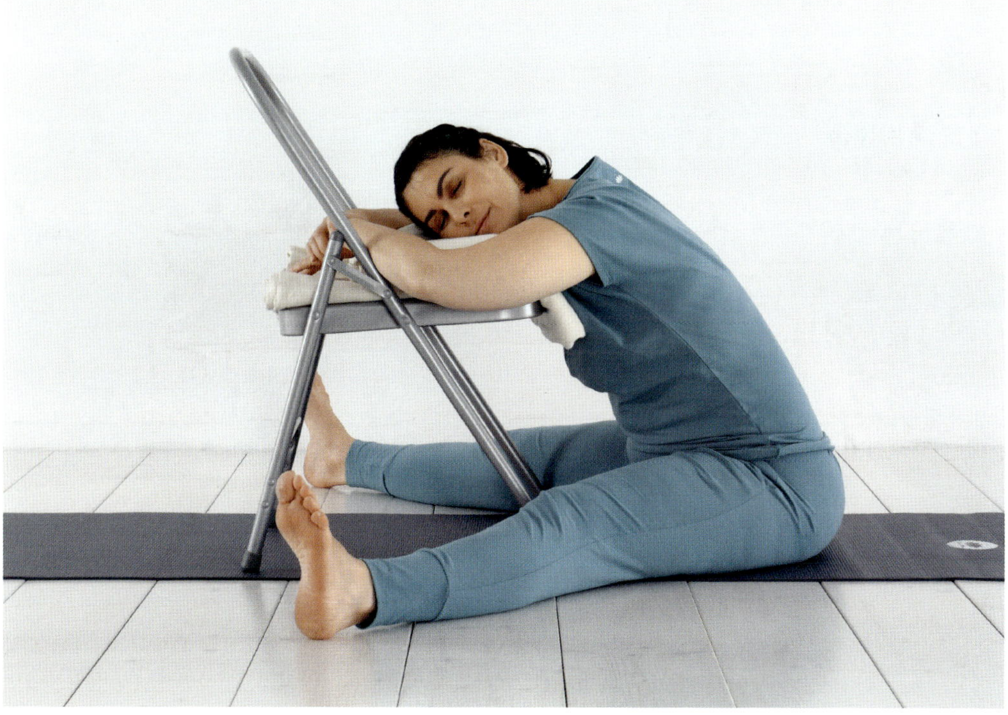

In der Haltung verweilen

Lassen Sie Ihren ganzen Körper von den Hilfsmitteln tragen. Stellen Sie sich vor, dass Sie mit jedem Ausatmen Gewicht an Ihre Unterlage abgeben. Spüren Sie, wie die Muskeln sich entspannen. Vielleicht möchten Sie nach einigen Minuten Ihre Position leicht verändern, um sie an die entspanntere Muskulatur anzupassen. Nehmen Sie wahr, wie Ihr Atem kommt und geht. Achten Sie auf ausreichend Platz zwischen Ihrem Bauch und dem Polster, damit sich Ihr Atem entfalten kann. Beginnen Sie mit 3 Minuten in dieser Haltung. Wenn sich Ihre Beinmuskeln an die Dehnung gewöhnen, können Sie die Dauer auf bis zu 10 Minuten steigern.

Zurückkommen

Stellen Sie die Hände auf den Boden und richten Sie sich zum Sitzen auf. Nehmen Sie das Polster zur Seite und lockern Sie die Füße und die Beine.

Vorbeuge am Schreibtisch – für die Erholung zwischendurch

Um bei der Arbeit produktiv zu sein, brauchen wir regelmäßige Pausen. Eine viel beachtete Studie des lettischen IT-Unternehmens Draugiem aus dem Jahre 2015 ergab, dass der produktivste Rhythmus 52 Minuten Arbeit und 17 Minuten Pause sein soll. Wahrscheinlich haben Sie auch schon selbst festgestellt: Nach etwa 45 Minuten Schreibtischarbeit lässt die Konzentration nach. Um mit gleicher Leistungsfähigkeit weiterarbeiten zu können, brauchen Sie nach dieser Zeit eine etwa viertelstündige Pause. Genau wie in der Schule. Im Folgenden sehen Sie, wie Sie diese Pause noch erholsamer und damit wirksamer machen können.

Wirkung

Sobald Sie die Augen schließen, schalten Sie sämtliche visuellen Eindrücke aus, die das Gehirn beschäftigen könnten. Und wenn Sie sich dazu auch noch mit dem Oberkörper auf den Schreibtisch legen, können sich Ihre Schultern und Halswirbelsäule entspannen. Das macht Ihre Ruhepause erheblich effektiver.

Gegenanzeigen

Diese Haltung ist für jeden geeignet. Sie sollten allerdings vorsichtig sein, falls Sie in einem Großraumbüro arbeiten und Kollegen haben, die noch nicht wissen, wie wichtig Pausen für die Produktivität sind. Googeln Sie „Arbeitsrhythmus", schicken Sie einige Artikel herum, und bald erholen sich in Ihrem Büro alle auf wirklich effektive Weise – statt wie bisher vor Facebook.

Hilfsmittel

- (Schreib-)Tisch
- Stuhl (am besten ohne Rollen)

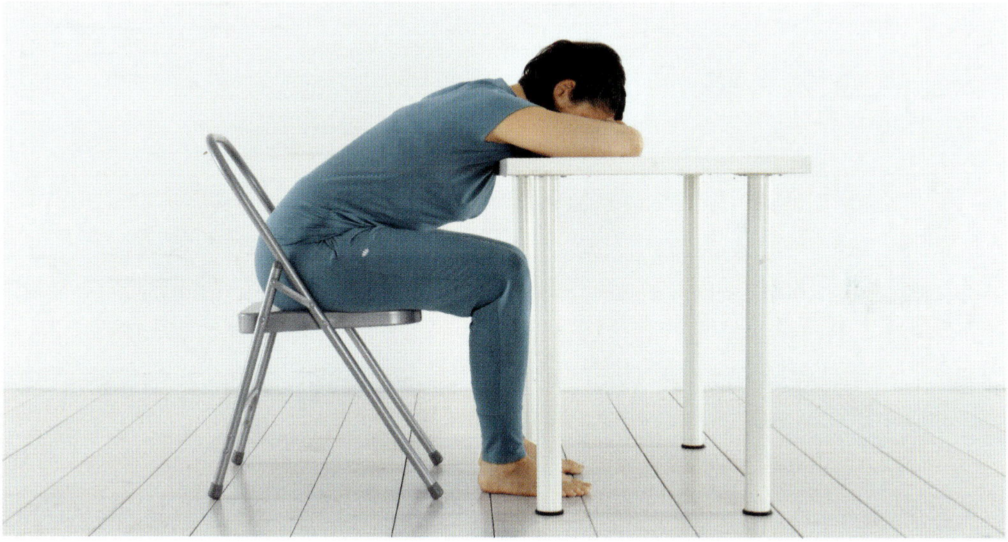

So geht's

Setzen Sie sich so nah an Ihren Schreibtisch, dass Sie Ihre Oberarme auf der Tischplatte ablegen können. Stellen Sie Ihre Füße stabil auf. Falls möglich, ziehen Sie Ihre Schuhe aus. Am besten legen Sie auch noch eine Decke oder ein Kissen vor sich auf den Tisch. Kreuzen Sie Ihre Arme und legen Sie Ihre Stirn auf die Unterarme. Finden Sie einen Abstand zum Schreibtisch, in dem sich Ihre

Bauchdecke im Rhythmus des Atems heben und senken kann. Rollen Sie Ihr Kinn ganz leicht zur Brust ein.

In der Haltung verweilen

Nehmen Sie Ihren Atem wahr. In dieser entspannten Haltung können Sie ihn deutlicher als sonst im Rücken spüren. Es gibt nichts zu tun, auch wenn Sie an Ihrem Schreibtisch sitzen. Das Leben um Sie herum geht weiter, aber Sie machen eine Pause. Bleiben Sie 3 Minuten lang so entspannt.

Zurückkommen

Öffnen Sie die gekreuzten Arme. Drücken Sie sich leicht mit den Händen ab und heben Sie den Kopf. Setzen Sie sich aufrecht hin und nehmen Sie einige tiefe Atemzüge, ehe Sie wieder an die Arbeit gehen.

Vorbeuge auf dem Stuhl – eine Wohltat für den Rücken

Sich regelmäßig kurz am eigenen Schreibtisch aktiv zu entspannen, hält bei der Arbeit am Bildschirm länger fit. Diese Haltung ist nicht nur eine beruhigende Vorbeuge, sondern sogar eine angedeutete Umkehrhaltung. Denn Ihr Herz befindet sich in der Vorbeuge auf dem Stuhl höher als Ihr Kopf.

Wirkung

Diese Haltung tut der gesamten Wirbelsäule gut: Der untere Rücken wird gedehnt, die Brustwirbelsäule streckt sich sanft, die Schultern können sich entspannen. Außerdem beruhigen sich die Gedanken.

Gegenanzeigen

In der Schwangerschaft ist diese Haltung nur während der ersten etwa drei Monate sinnvoll. Üben Sie sie nicht, wenn Sie einen Zwerchfellbruch, Probleme mit der Netzhaut oder dem Augendruck und verstopfte Nasennebenhöhlen haben. Bei Bandscheibenproblemen fragen Sie Ihren Arzt, ob diese Haltung für Sie sinnvoll ist.

Hilfsmittel

- Stuhl (am besten ohne Rollen)

So geht's

Setzen Sie sich auf den vorderen Rand der Sitzfläche Ihres Stuhls. Ihre Füße stehen etwa einen halben Meter voneinander entfernt fest auf dem Boden. Stützen Sie Ihre Ellenbogen auf die Knie und lassen Sie Ihren Oberkörper langsam nach vorn gleiten, bis er auf Ihren Oberschenkeln ruht. Lassen Sie Ihre Hände in Richtung Boden sinken. Entspannen Sie Ihren Nacken und schließen Sie Ihre Augen.

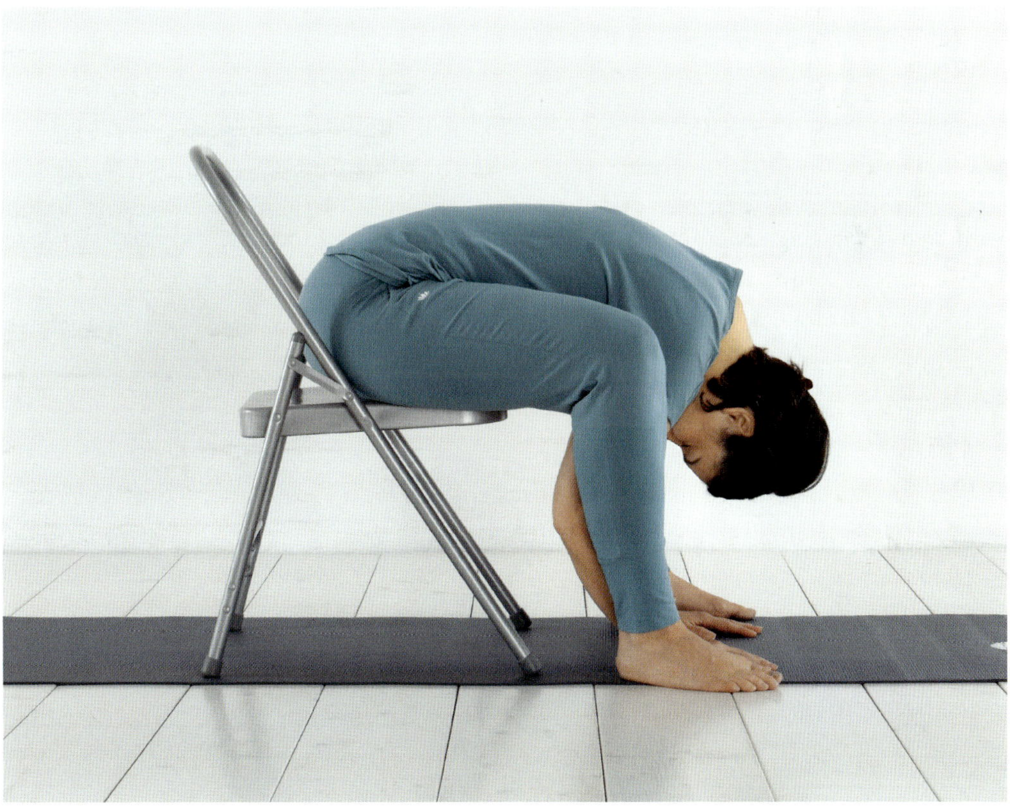

In der Haltung verweilen

Folgen Sie dem Rhythmus Ihres Atems. Fühlen Sie, wie er die Rückseite Ihres Körpers weiter werden lässt. Nehmen Sie wahr, wie sich Ihre Schultern entspannen. Es gibt nichts zu tun. Bleiben Sie 2 Minuten in dieser Haltung und genießen Sie Ihre Pause.

Zurückkommen

Heben Sie den Oberkörper ein Stück weit an und stützen Sie Ihre Ellenbogen auf die Knie. Bleiben Sie so für einige Atemzüge und richten Sie sich erst dann vollständig auf.

Den Blickwinkel ändern: Umkehrhaltungen

Umgekehrt ist nie verkehrt: Yoga wirkt ausgleichend, indem es uns Eindrücke anbietet, die im täglichen Leben selten vorkommen. Kopfüber zu gehen ist zweifellos die deutlichste Art, seinen Blickwinkel zu ändern. Aber natürlich ist nicht jede Umkehrhaltungen so extrem. Spielen Sie mit den Variationen in diesem Kapitel.

Beine an der Wand – der Reset-Knopf

Gewöhnlich ist unser Kopf der höchste Punkt unseres Körpers. Das Herz pumpt Blut in Richtung Füße und Gehirn. Nach oben muss es den Widerstand der Schwerkraft überwinden, nach unten hilft die Schwerkraft mit. In der Haltung Beine an der Wand hingegen ist alles anders: Der Kopf hat nicht den gewohnten Überblick.

Unsere Beine müssen nichts tragen. Die Beine an der Wand anzulehnen fühlt sich für den Körper so ungewohnt an, dass der Kopf gar nicht anders kann, als ebenfalls umzustellen. „A change is as good as a rest", besagt ein englisches Sprichwort: „Eine Abwechslung ist so gut wie eine Erholungspause." Hier bekommen Sie beides gleichzeitig, eine deutliche Veränderung der Körperhaltung, was für den Kreislauf eine ungewöhnliche Aufgabe darstellt, kombiniert mit einer Ruhepause. Sozusagen Erholung hoch zwei.

Es kann ein wenig mühselig sein, in diese Haltung zu kommen, weil Sie eventuell rücklings an die Wand heranrutschen müssen. Machen Sie sich nichts daraus, wenn Sie sich dabei wie ein Käfer auf dem Rücken fühlen. Sie dürfen auch gerne über sich selber kichern. Denn: Sich selbst einmal nicht so ernst zu nehmen ist ebenfalls eine erholsame Abwechslung. Und wenn Sie schließlich in der Haltung angekommen sind, lässt Sie das Gefühl der vollkommenen Erholung rasch alle Mühe vergessen.

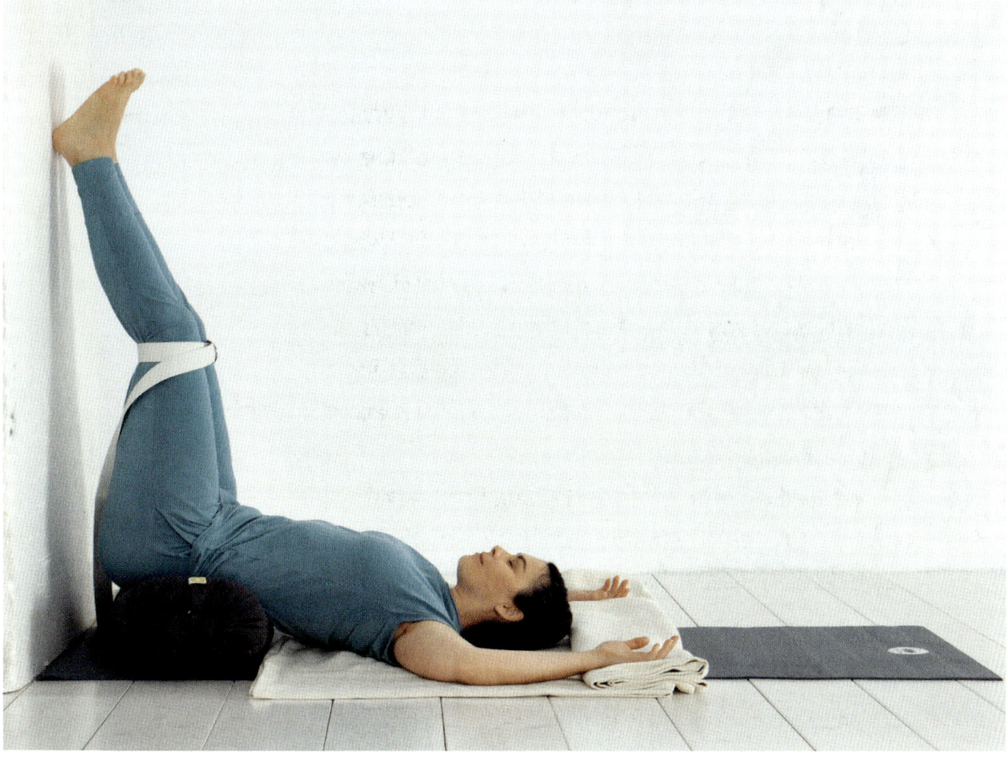

Wirkung

Sobald Sie in der Haltung sind, spüren Sie auch schon die Veränderung: Ihre Beine und Füße, die den ganzen Tag das Körpergewicht tragen, werden komplett entlastet. Stauungen und Schweregefühl lösen sich auf. Ihr Kreislauf muss sich jetzt umstellen und stärker in Richtung Beine pumpen, damit auch die Füße mit Blut versorgt werden. Eine wunderbare Übung für einen gesunden Kreislauf, und auf leichten Bluthochdruck kann sie senkend wirken. Auf das Nervensystem hat die Position eine stark beruhigende Wirkung.

Tipp: Die Haltung ist perfekt nach langen Flugreisen.

Gegenanzeigen

Während sich Menschen mit leicht erhöhtem Blutdruck in Umkehrhaltungen oft besonders wohlfühlen, sollten diejenigen mit starkem Bluthochdruck und Herzbeschwerden ihren Arzt fragen, ob die Haltung für sie geeignet ist. Auch bei Glaukom und während der Schwangerschaft ist diese Haltung nicht empfehlenswert. Bei Menstruation scheiden sich die Geister: Es gibt keine wissenschaftlichen Belege, dass Umkehrhaltungen schädlich sind, aber viele Frauen finden sie während dieser Zeit unangenehm. Und das sollen Restorative-Übungen ja niemals sein. Probieren Sie aus, wie es sich für Sie anfühlt. Oft ist die Variante ohne Polster unter der Lendenwirbelsäule angenehm oder die Haltung Schwebendes V (siehe ab Seite 110).

Hilfsmittel

- Block als Platzhalter
- großes Polster
- Decke
- Zudecke und Augenkissen

Wahlweise

- gefaltete Decken zum Ablegen der Hände
- ein großes Polster zum Abstützen der Unterschenkel
- ein Gurt zum Stabilisieren der Beine
- ein Sandsack, der die Füße beschwert

So geht's

Stellen Sie den Block mit einer langen Kante an die Wand und das große Polster ebenfalls mit der langen Kante davor. Der Block dient nur als Abstandhalter für das große Polster, Sie können ihn gleich wieder entfernen. Breiten Sie vor dem großen Polster eine zweimal gefaltete Decke als Unterlage aus. Legen Sie eine Zudecke und ein Augenkissen bereit.

Setzen Sie sich mittig auf das große Polster. Eine Schulter zeigt zur Wand, die andere in den Raum hinein. Stellen Sie Ihre Hände auf der von der Wand abgewandten Seite hinter sich auf die Decke, die Finger zeigen dabei zum Polster.

Drücken Sie sich mit den Händen ab. Ihr Körper dreht sich, Ihre Beine wandern die Wand entlang nach oben. Drehen Sie sich so lange, bis Ihr Becken parallel zur Wand auf dem großen Polster liegt. Rücken Sie so nah an die Wand, dass Ihr Kreuzbein in seiner natürlichen Ausrichtung bleibt. Das heißt, lassen Sie einen Teil Ihres Pos zwischen Polster und Wand in der Luft hängen.

Achten Sie darauf, dass Ihr siebter Halswirbel in der Luft liegt. Das ist der unterste Halswirbel, der meistens als hervorstehender Knochen zu fühlen ist. Sorgen Sie für Wärme, indem Sie Ihre Beine in die bereitgelegte Decke wickeln. Legen Sie das Augenkissen auf Stirn und Augen. Breiten Sie die Arme seitlich aus oder heben Sie sie über den Kopf und legen Sie die Hände leicht erhöht auf gefalteten Decken ab.

Variationen

- Falls Sie Schwierigkeiten haben, ganz an die Wand zu rutschen oder sich mit den Beinen im rechten Winkel zum Körper nicht wohlfühlen, lassen Sie gern etwas mehr Platz zwischen Po und Wand. Achten Sie aber darauf, dass Ihr Steißbein, wie oben beschrieben, trotzdem etwas tiefer liegt als Ihre Lendenwirbelsäule.

- Wenn Sie es für Ihre Beine und Ihren unteren Rücken noch bequemer haben möchten: Stellen Sie zusätzlich ein großes Polster hochkant an die Wand und positionieren Sie den Block als Abstandhalter davor. Schwingen Sie die Beine zur Wand hin, sollten die Unterschenkel vom Rand des dicken Polsters gestützt werden. So bleiben die Knie leicht gebeugt. Falls Sie Mühe haben, Ihre Beine in dieser Position zu halten, benutzen Sie einen Yogagurt. Ziehen Sie damit die Beine auf mittlerer Höhe der Oberschenkel sanft zusammen. Die Beine sollten in dieser Haltung getragen werden; Sie sollten sie also nicht mit Muskelkraft halten müssen.

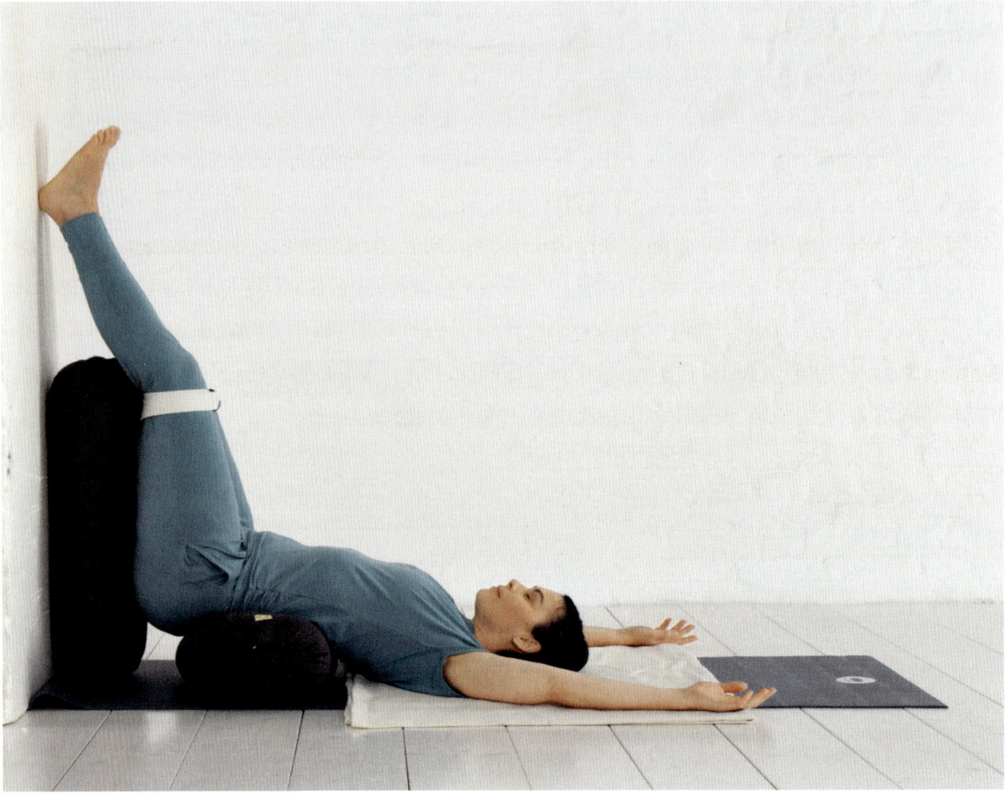

- Sollten Sie sich mit dem Polster unter dem Rücken nicht wohlfühlen, drücken Sie die Fußsohlen an die Wand, heben das Becken an und ziehen das Polster zur Seite heraus. Legen Sie den Rücken flach auf dem Boden ab. Auch in dieser Variation können Sie die Unterschenkel auf einem hochkant an der Wand aufgestellten großen Polster anlehnen.

- Ein Sandsack auf den Füßen kann durch sein zusätzliches Gewicht Ruhe und Stabilität für die Beine vermitteln.

In der Haltung verweilen

Spüren Sie, wie sich Ihre Beine immer leichter anfühlen, während Ihr Körper stabil und sicher auf dem Boden liegt. Nehmen Sie wahr, wie ruhig Ihr Atem fließt. Es ist in Ordnung, dass Ihre Füße oder Beine nach einiger Zeit ein wenig kribbeln. Aber bitte verlassen Sie die Haltung, sobald Ihre Füße stärker prickeln oder sogar taub zu werden beginnen. Ansonsten: Bleiben Sie, solange Sie Zeit haben. Wenn Sie einen Timer stellen möchten: 8 Minuten sind gut als Einstieg.

Zurückkommen

Bewegen Sie Ihre Füße und Hände, bis sich alles wieder wach anfühlt. Drücken Sie die Fußsohlen gegen die Wand, heben Sie das Becken an und ziehen Sie das Polster unter Ihrem Rücken zur Seite heraus. Legen Sie den Körper wieder ab und nehmen Sie den Unterschied wahr. Nach einigen Atemzügen ziehen Sie die Knie zur Brust heran und wiegen sich einige Male von einer Seite zur anderen, hin und her. Rollen Sie sich nun auf einer Seite ein und nehmen Sie einige Atemzüge. Stützen Sie sich mit den Händen am Boden auf und kommen Sie ganz langsam über die Seite zum Sitzen. Heben Sie den Kopf zuletzt.

Brücke – die ganz andere Sicht auf die Welt

Kennzeichnend für alle Umkehrhaltungen ist, dass der Kopf niedriger positioniert wird als das Herz. In der Brücke nehmen Sie den direkten Weg dorthin: Der ganze Körper befindet sich auf einer Höhe – nur der Kopf liegt tiefer. Das kann eine ganz erstaunliche Wirkung auf das normalerweise so aktive Gehirn haben. B. K. S. Iyengar sagte, in dieser Haltung könne man „negative brain“ erleben. Er meinte damit nicht einen negativ eingestellten Geist, der alles verneint. Er spielte vielmehr darauf an, dass hier wie bei einem Fotonegativ alles umgekehrt ist: Während der Kopf gewöhnlich Schaltzentrale und Chef ist, muss er sich hier sichtbar unterordnen. Das wirkt erstaunlicherweise enorm erleichternd und beruhigend.

Wirkung

Wenn der Kopf niedriger positioniert ist als der Körper, beruhigt das den Geist sofort. Gleichzeitig wird die Funktion der inneren Organe leicht angeregt. Das wirkt erfrischend. Wie Beine an der Wand hilft auch die Brücke bei Jetlag. Sie dehnt die Vorderseite des Körpers und stimuliert dadurch sanft die Atem- und Verdauungsorgane.

Die Brücke kann auch den Hormonhaushalt regulieren helfen. Sie ist deshalb empfehlenswert bei unregelmäßigen Perioden und Wechseljahresbeschwerden.

Gegenanzeigen

Falls diese Haltung Ihnen auch mit niedrigen Unterlagen Rückenschmerzen bereitet, lassen Sie sie weg. Nach dem ersten Trimester der Schwangerschaft üben Sie stattdessen das Schwebende V (siehe Seite 110). Nach Nackenverletzungen oder bei ausstrahlenden Schmerzen in Ihre Arme und Hände können Sie statt dieser Haltung Beine an der Wand üben und dabei die Hände neben den Körper legen. Wenn Sie Ihre Tage haben, probieren Sie aus, ob die Haltung Ihnen gefällt. Es gibt keine medizinischen Gründe, sie wegzulassen, aber viele Frauen finden es unangenehm, wenn ihr Becken hoch gelagert wird, solange die Gebärmutter aktiver ist als sonst.

Hilfsmittel

- Yogamatte
- drei große Polster
- Decke
- Zudecke und Augenkissen

Wahlweise

- dünne Decke zum Unterlegen unter den Kopf

So geht's

Legen Sie die drei Polster T-förmig auf Ihrer Yogamatte aus: zwei längs aneinander, das dritte quer an eine der kurzen Seiten. Falten Sie die Decke zu einem langen schmalen Schal zusammen und legen Sie sie etwa auf halber Höhe unter das mittlere Polster. Legen Sie Ihre Zudecke und Ihr Augenkissen in Griffweite. Setzen Sie sich mit dem Rücken zum quer liegenden Polster rittlings auf das mittlere Polster. Kommen Sie über die Seite in die Rückenlage. Sie liegen richtig, wenn die Rückseite Ihres Schädels den Boden berührt, aber Ihre Schultern und der siebte Halswirbel (der hervorstehende Wirbel ganz oben am Rücken) in der Luft schweben. Falls der Boden unter Ihrem Kopf sehr hart ist, legen Sie eine dünne Decke unter. Der Hals soll nicht gestaucht werden. Wenn Sie mit Ihrer Position zufrieden sind, rollen Sie sich noch einmal über die Seite zum Sitzen auf. Drehen Sie Ihre Füße leicht einwärts und binden Sie Ihre Knie mit dem Deckenschal fest zusammen. Binden Sie leicht oberhalb der Knie, denn meistens rutscht die Decke beim Zurücklehnen leicht nach unten. Breiten Sie die Zudecke über sich aus. Stützen Sie sich auf die Ellenbogen, um in die Rückenlage zurückzukommen. Legen Sie Ihr Augenkissen auf. Breiten Sie Ihre Arme zur Seite aus, oder legen Sie die Handrücken über dem Kopf ab.

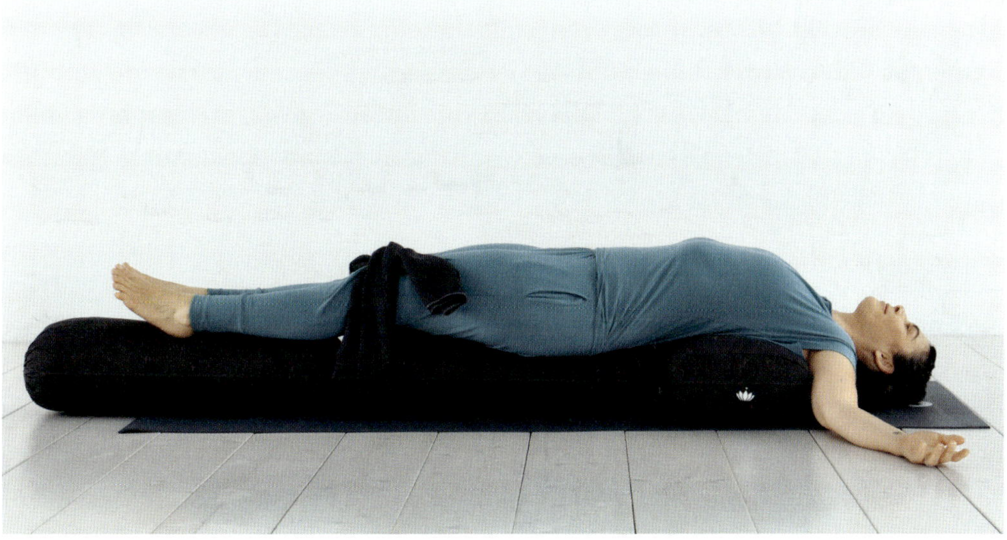

Variation

Wenn Ihnen die Rückbeuge zu intensiv ist, stellen Sie die Füße rechts und links vom Kissen auf. Wenn auch das zu stark ist, verwenden Sie gefaltete Decken (in längs halbierter oder gedrittelter Standardfaltung) anstelle der Kissen.

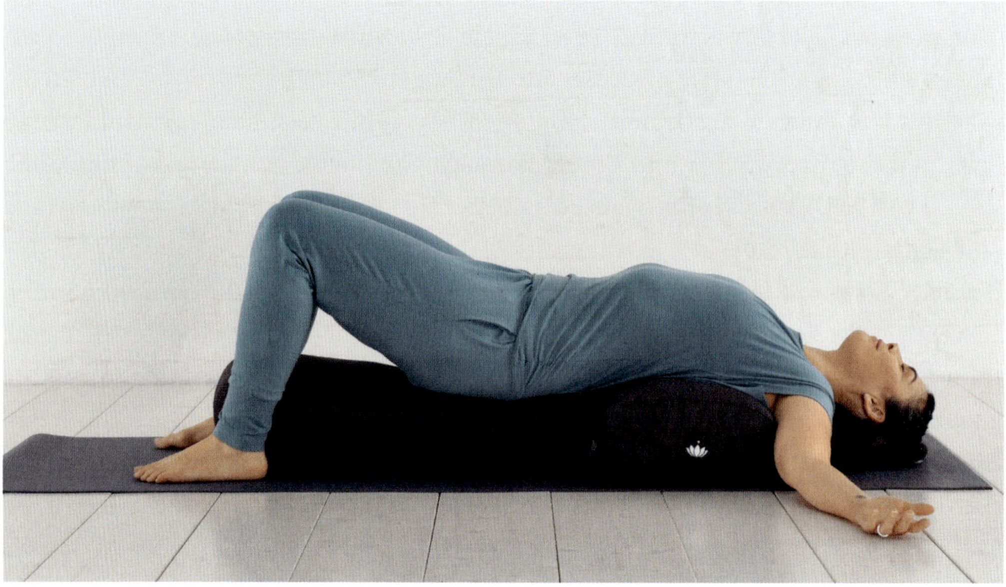

In der Haltung verweilen

Genießen Sie die erstaunliche Kombination von Ruhe und Erfrischung. Lassen Sie Ihren Körper weich in die Unterlage sinken. Lösen Sie Spannung aus den Beinen und der Wirbelsäule. Spüren Sie die Weite in Ihrem Brustkorb und die Leichtigkeit des Atems. Wenn Sie die Haltung zum ersten Mal ausprobieren, bleiben Sie etwa 5 Minuten. Wenn Sie sich wohlfühlen, können Sie bis zu 15 Minuten in der Brücke bleiben.

Zurückkommen

Nehmen Sie einige tiefe Atemzüge. Spüren Sie die Bewegung in Ihrem Körper, die dadurch entsteht. Legen Sie das Augenkissen zur Seite. Stellen Sie einen Fuß nach dem anderen auf und ziehen Sie die Füße einen oder zwei Schritte zu sich heran, sodass sich das Kissen in Ihre Richtung kippt und Sie die Decke um Ihre Knie lösen können. Bleiben Sie einige Atemzüge auf dem Rücken liegen und rollen Sie sich dann zu einer Seite von den Kissen herunter. Bleiben Sie auch hier für einige Atemzüge liegen. Stützen Sie sich auf die Arme und Hände, um sich aufzurichten. Heben Sie den Kopf erst ganz zuletzt und absichtlich langsam.

Umkehrhaltung mit Stuhl – erfrischend wie ein Gebirgsbach

Man kann der Haltung schon fast ansehen, wie sie wirkt: Der Körper bildet eine weich abwärtsfließende Welle, ohne Ecken und Kanten. Was auf den ersten Blick wie eine Variation von Beine an der Wand aussieht, sorgt durch die bequem abgelegten Beine für fühlbar mehr Raum im Bauch und im Brustkorb. Sie können sich vorstellen, Ihre Körperrückseite sei ein Flussbett und Ihre Vorderseite so beweglich und frei wie Wasser. Eben wie ein Bach, der munter zwischen schweren, stabilen Steinen ins Tal plätschert. Diese Haltung ist außergewöhnlich erfrischend und vermittelt einem oft ein ganz anderes Körpergefühl als unsere gewöhnliche aufgerichtete Haltung.
Benutzen Sie dieses innere Bild, wenn es Ihr Gefühl von Erfrischung verstärkt. Vielleicht fällt Ihnen auch ein anderes ein, das Ihnen besser gefällt?

Probieren Sie diese Haltung auf jeden Fall aus, wenn Sie Beine an der Wand oder die Brücke umständlich finden. Hier brauchen Sie zwar etwas länger, bis Sie Ihre Hilfsmittel beisammen- und richtig platziert haben – dafür ist es viel leichter, die Beine auf den Stuhl zu bekommen, als sie die Wand hochzubugsieren oder sich mit zusammengebundenen Knien auf den Rücken zu legen.

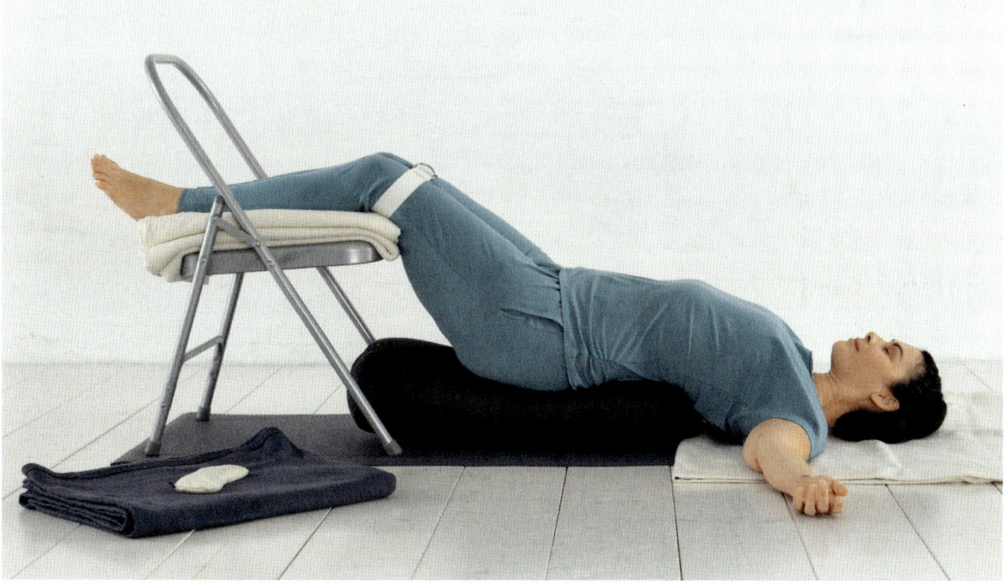

Wirkung

Diese Umkehrhaltung wirkt stärker als Beine an der Wand auf die Organe im unteren Bauch. Die komplette Vorderseite des Körpers wird hier ganz sanft gedehnt. Das ist eine großartige Abwechslung für unseren Bauch, der oft von Kleidungsstücken eingeengt wird. Und selbst wenn uns nicht einmal ein Taillengummi zwickt, lastet immer noch das Gewicht des Oberkörpers auf dem Unterkörper. In dieser Umkehrhaltung wird durch die erhöhte Lagerung und Dehnung die Funktion der Verdauungs- und Sexualorgane angeregt. Sie kann deshalb in sämtlichen Situationen hilfreich sein, in denen Sie Ihren Hormonhaushalt ausgleichen möchten: bei Menstruationsproblemen, wenn Sie schwanger werden möchten oder wenn die Umstellung der Wechseljahre Ihnen Schwierigkeiten macht. Nach Flugreisen hilft diese Haltung gegen Jetlag. Sie kann auch bei anderen Unregelmäßigkeiten im zirkadianischen (= tageszeitlichen) Rhythmus, also bei Schlaflosigkeit oder Übermüdung, ausgleichend wirken. Und sie hilft bei Verstopfung.

Aber warten Sie auf keinen Fall bis zu Ihrem nächsten Langstreckenflug oder Hormonproblem, ehe Sie die Haltung ausprobieren. Sie wirkt wie ein Kurzurlaub zu Hause. Und den können wir alle gebrauchen. Judith Hanson Lasater nennt die Haltung „Instant Maui", weil sie sich sofort nach Hawaii versetzt fühlt.

Gegenanzeigen

Üben Sie keine Umkehrhaltungen, wenn Ihr Augeninnendruck erhöht ist oder Sie schwanger sind. Wenn Sie Ihre Periode haben, probieren Sie die Haltung vorsichtig aus. Manche Frauen finden Umkehrhaltungen jetzt angenehm, andere nicht. Wenn Sie durch die Haltung Menstruationsbeschwerden vorbeugen möchten, sie aber während der Periode nicht gern machen, üben Sie stattdessen an den Tagen vor Ihren Tagen.

Haben Sie einen leicht erhöhten Blutdruck, kann diese Umkehrhaltung ausgleichend wirken. Bei stark erhöhtem Blutdruck, der mit Medikamenten behandelt wird, tasten Sie sich vorsichtig an die Haltung heran, indem Sie zuerst nur 1 Minute in ihr bleiben und verlängern Sie die Dauer, wenn es sich gut anfühlt. Sprechen Sie mit Ihrem Arzt, wenn Sie unsicher sind.

Hilfsmittel

- Stuhl
- Yogamatte (oder andere rutschfeste Unterlage)
- zwei Decken in Standardfaltung
- Polster
- Gurt
- Zudecke und Augenkissen

So geht's

Stellen Sie den Stuhl auf die Yogamatte oder eine andere rutschfeste Unterlage. Falten Sie eine der Decken auf halbe Größe zusammen und polstern Sie damit die Sitzfläche und die Vorderkante des Stuhls ab. Legen Sie das Polster mit der kurzen Seite direkt an die Sitzkante des Stuhls. Verlängern Sie das Polster mit einer Decke in Standardfaltung. Stellen Sie zwei Blöcke an den Rand dieser Decke.

Setzen Sie sich mit dem Gesicht zum Stuhl auf das große Polster. Legen Sie den Gurt um Ihre Oberschenkel und ziehen Sie ihn locker an. Er verhindert, dass sich Ihre Beine nach außen drehen und die Position des Beckens verändern. Legen Sie die Unterschenkel auf die Sitzfläche. Breiten Sie die Zudecke über Ihre Beine. Wichtig dabei: Ihre Oberschenkel liegen leicht schräg, damit das Gewicht der Beine nicht in die Leisten drückt.

Rollen Sie sich auf den Rücken und bewegen Sie sich so lange hin und her, bis die Abstände stimmen: Ihr Rücken soll in seiner gesamten Länge abgestützt sein. Ihre Schulterblätter befinden sich am Rand des Polsters, die Rückseite des Kopfes auf der Decke. Ihre Halswirbelsäule trägt absolut kein Gewicht, der siebte Halswirbel (derjenige, der bei den meisten Menschen als hervorstehender Knubbel zu fühlen ist) schwebt in der Luft.

Das Besondere an dieser Haltung: Wenn die Abstände stimmen, wird sich die gesamte Körpervorderseite gleichmäßig gedehnt anfühlen. Bewegen Sie Ihre Hilfsmittel, bis Sie in diesem ganz besonderen Schwebezustand angekommen sind.

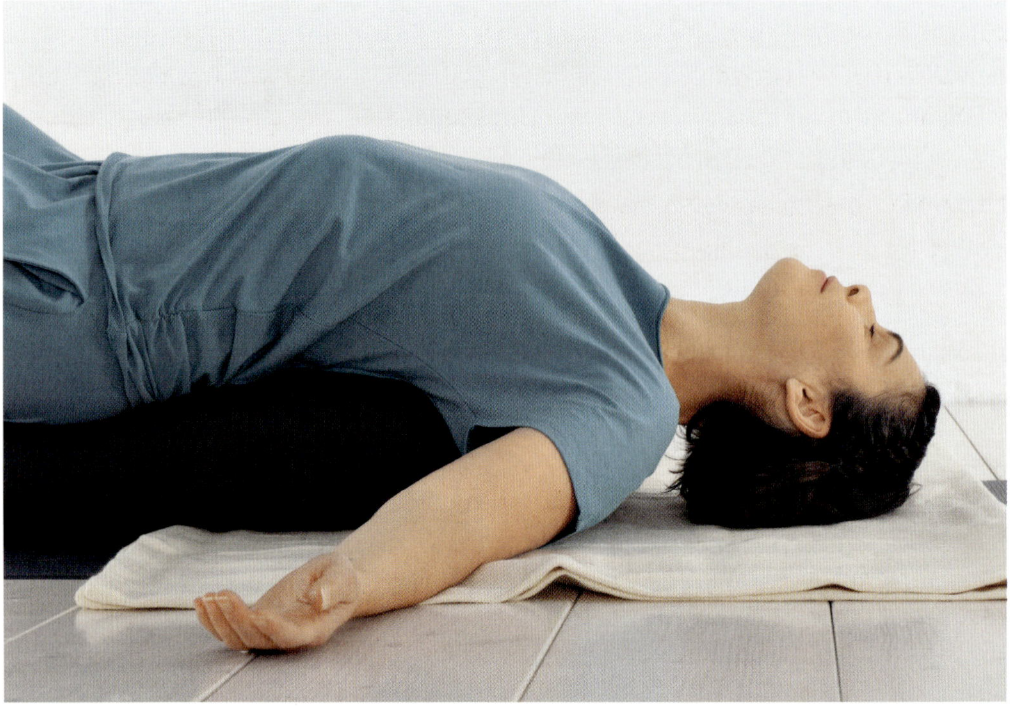

Legen Sie Ihr Augenkissen über die Stirn und Augen. Breiten Sie die Arme an der Seite oder über dem Kopf aus.

Variation

Für eine stärkere Rückbeuge legen Sie das Polster mit der langen Seite in etwa 20 cm Abstand vor die Sitzkante. Verlängern Sie das Polster mit einer Decke in Standardfaltung. Stellen Sie zwei Blöcke an den Rand der Decke.
Setzen Sie sich mit dem Gesicht zum Stuhl auf das große Polster. Legen Sie den Gurt um Ihre Oberschenkel und ziehen Sie ihn locker an. Er verhindert, dass sich Ihre Beine nach außen drehen und die Position des Beckens verändern. Legen Sie die Unterschenkel auf die Sitzfläche. Breiten Sie die Zudecke über Ihre Beine. Wichtig dabei: Ihre Oberschenkel liegen leicht schräg, damit das Gewicht der Beine nicht in die Leisten drückt.

Rollen Sie sich auf den Rücken und bewegen Sie sich so lange hin und her, bis die Abstände stimmen: Ihr Kreuzbein schwebt in der Luft, dafür liegen Ihre Schultern auf. Bei dieser Variante ist es besonders wichtig, dass die Halswirbelsäule nicht in den Boden gedrückt wird. Falls das doch passiert: Rücken Sie etwas näher zum Stuhl hin.

Legen Sie Ihr Augenkissen über die Stirn und Augen. Breiten Sie die Arme an der Seite oder über dem Kopf aus.

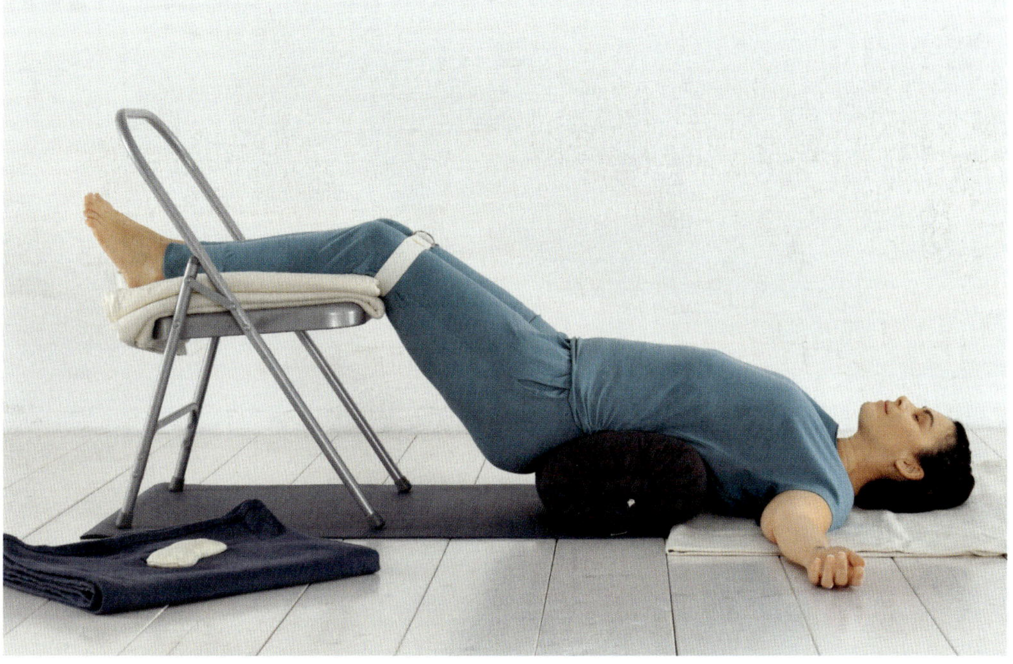

In der Haltung verweilen

Spüren Sie den weiten Raum, der auf der Vorderseite Ihres Körpers entsteht. (Es ist gut möglich, dass Ihre Verdauung sofort aktiv wird und Ihr Magen nach kurzer Zeit zu gurgeln beginnt.) Haltungen, in denen das Herz höher liegt als der Kopf, sind automatisch extrem beruhigend. Genießen Sie, dass Ihr Kopf eine Pause machen darf. Wie bei der Haltung Beine an der Wand kann ein leichtes Kribbeln in den Füßen auftreten. Wenn es stark und unangenehm wird, sollten Sie die Position verlassen. Bleiben Sie etwa 15 bis 20 Minuten darin. Wahrscheinlich wird es sich anfühlen wie 5 Minuten und wirken wie 2 Stunden Schlaf.

Zurückkommen

Lösen Sie den Gurt und ziehen Sie die Beine zu sich heran. Rutschen Sie vom Kissen herunter, bis Sie ganz auf dem Boden liegen. Bleiben Sie so für einige Atemzüge. Wenn Sie so weit sind, stützen Sie sich mit den Armen ab, um zum Sitzen zurückzukommen. Heben Sie den Kopf zuletzt.

Schwebendes V – die sanfte Variante

Manchmal wünschen wir uns das Gefühl von Leichtigkeit, das eine Umkehrhaltung vermittelt – wollen oder können aber gerade nicht mit den Beinen die Wand oder den Stuhl hochklettern. Wir möchten unseren Beinen etwas Gutes tun und gleichzeitig unsere Atmung vertiefen. Für solche Tage ist das Schwebende V gemacht. Es ist zwar streng genommen keine Umkehrhaltung, denn Ihr Kopf ist hier höher positioniert als Ihr Herz. Dafür liegen Ihre Füße höher als Ihr Kopf oder mindestens etwa auf der Höhe des Kopfes. Ihre Beine werden entlastet, aber Sie behalten den Überblick. Wenn alle Kissen an der richtigen Stelle liegen, fühlen Sie sich fast schwerelos. Lediglich Ihr Becken ruht auf dem Boden und gibt Ihnen das Gefühl von solider Verbundenheit mit der Erde – eine Kombination, die sich so angenehm anfühlt, dass ich das Schwebende V jedem empfehle.

Das Schwebende V ist eine ausgezeichnete Vorübung, wenn Sie sich mit echten Umkehrhaltungen noch nicht recht anfreunden können. Hier können Sie ausprobieren, wie Ihr Blutdruck mit einer vorsichtigen Veränderung der Körperposition klar kommt.

Diese ausgleichende Haltung ist außerdem die perfekte Umkehr-Alternative für Frauen, die schwanger sind oder ihre Periode haben. Denn für Schwangere ist die Rückenlage oft unbequem, und das Gewicht des Babys kann die Blutzufuhr für Mutter und Kind einschränken. Die Beine öfter einmal hochzulagern entlas-

tet hingegen wunderbar und ist sehr wichtig in der Schwangerschaft, weil es den Rücktransport von Blut und Lymphe aus den Beinen unterstützt.
Weil der Oberkörper in dieser Haltung aufgerichtet ist und die Gebärmutter nicht erhöht gelagert wird, eignet sich das Schwebende V auch gut für alle Frauen, die während der Regelblutung nicht gern in Umkehrhaltungen gehen – aber ab und zu schweben möchten.

Wirkung

Das Schwebende V ist die Umkehrhaltung der Wahl für alle, die eigentlich keine Umkehrhaltungen üben können oder möchten. Aber es ist noch mehr: Der schwerste Teil unseres Körpers, das Becken, sitzt stabil auf dem Boden, während alle anderen Teile des Körpers höher gelagert sind und deshalb in ihrer Funktion angeregt werden. Das bedeutet Stabilität und Ruhe für die Bauchorgane bei gleichzeitiger Anregung der Atmung und Entlastung der Beine. Das ist während Schwangerschaft und Menstruation nicht nur ungefährlich, sondern hilft auch gegen Wasseransammlung in den Beinen. Gleichzeitig sorgt die Position des Oberkörpers mit ihrer leichten Rückbeuge für eine gute Sauerstoffversorgung und eine aufgerichtete Haltung.

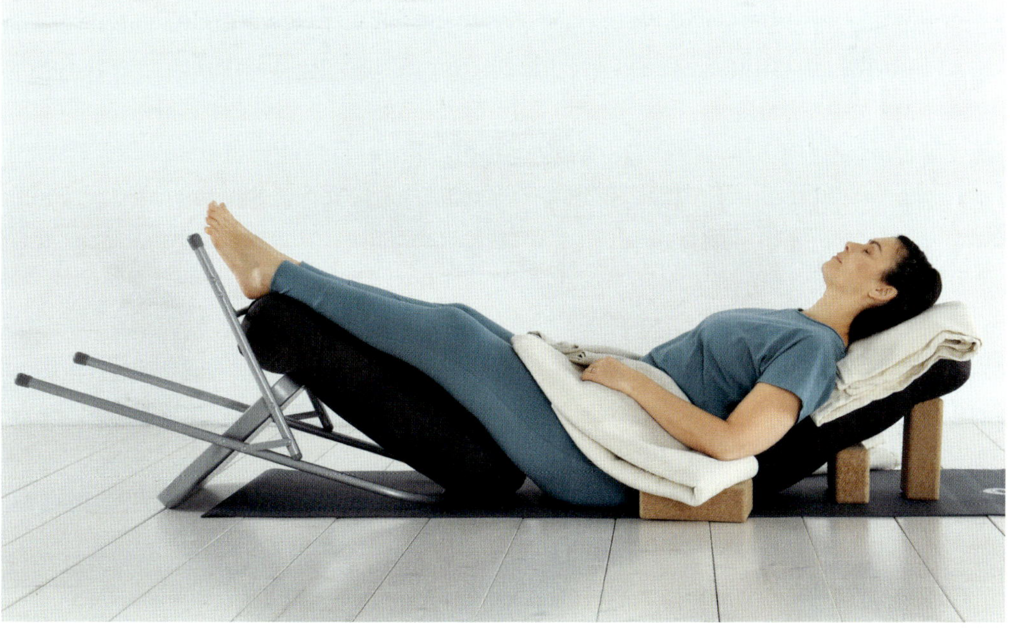

Gegenanzeigen

Diese Haltung ist für jeden geeignet. Es gibt nur einen Grund, sie wegzulassen: Sie brauchen einen ganzen Berg an Hilfsmitteln.

Hilfsmittel

- Stuhl
- Yogamatte
- drei Decken
- zwei große Polster
- vier Blöcke
- Zudecke und Augenkissen

Wahlweise

- weitere Decke für die Beine
- Sandsack

So geht's

Drehen Sie den Stuhl um und legen Sie ihn mit der Rückenlehne und dem vorderen Rand der Sitzfläche rutschfest auf die Yogamatte. Die Stuhlbeine zeigen dabei zum Mattenende. Stellen Sie ein großes Polster auf die Rückenlehne und den hinteren Rand der Sitzfläche des Stuhls. Lassen Sie etwa so viel Platz auf der Matte, wie Sie zum Sitzen brauchen. Daneben bauen Sie aus dem zweiten großen Polster und zwei Blöcken eine Stütze für Ihren Oberkörper. Stellen Sie dafür einen Block auf die Längsseite und den zweiten auf die kurze Seite und legen Sie das Polster so darüber, dass sich ein Winkel von etwa 45 Grad ergibt.

Stellen Sie die beiden übrigen Blöcke rechts und links neben den freien Raum in der Mitte der Matte und legen Sie jeweils eine schmal und lang gefalteten Decke darüber. Klappen Sie eine Decke in Standardfaltung ein weiteres Mal in der Mitte zusammen und legen Sie sie über das obere Ende des Oberkörperpolsters. Lassen Sie ein schmales Deckenende vom oberen Rand des Polsters herunterhängen.
Legen Sie die Zudecke und das Augenkissen griffbereit. Setzen Sie sich in den

freien Raum mitten zwischen die Polster. Rücken Sie mit dem Becken ganz an das Polster für den Oberkörper heran. Lehnen Sie sich zurück und ziehen Sie die auf dem Polster liegende Decke so weit nach unten, dass sie Ihre Schultern abstützt. Ziehen Sie den Stuhl so nah heran, dass Ihre Beine bis zu den Knöcheln auf dem Polster ruhen. Stellen Sie die Blöcke mit den Decken so auf, dass Sie Ihre Ellenbogen darauf ablegen und die Unterarme auf dem Bauch abpolstern können. Heben Sie den Kopf und legen Sie das herunterhängende Ende der Decke unter Ihren Kopf. Bauschen Sie die Seiten der Decke etwas auf, sodass Ihr Kopf auch an den Seiten leicht bedeckt ist. Das fühlt sich an wie ein schützender Kokon und dämpft Geräusche. Decken Sie sich zu und legen Sie das Augenkissen auf.

Variationen

- Verlängern Sie das Beinpolster mit einer Decke, falls Ihre Knöchel und Füße in der Luft hängen.
- Wenn Sie weder schwanger sind noch Ihre Periode haben: Probieren Sie die Haltung einmal mit einem Sandsack auf dem unteren Bauch aus. Legen Sie ihn quer von Beckenknochen zu Beckenknochen. Das zusätzliche Gewicht kann sehr beruhigend wirken.

In der Haltung verweilen

Nehmen Sie den erstaunlichen Kontrast in der Haltung wahr: stabil und doch schwebend. Lassen Sie Ihren Atem durch den ganzen Körper wandern. Spüren Sie, wie Ihre Lungen sich mühelos mit Luft füllen und wieder leeren. Nehmen Sie wahr, wie Ihre Beine immer leichter werden. Es gibt nichts zu tun. Sie atmen ein und aus, und das genügt. Bleiben Sie hier, solange Sie Zeit haben.

Zurückkommen

Stellen Sie die Füße auf. Stützen Sie sich mit den Armen ab und richten Sie sich auf. Strecken Sie die Beine rechts und links vom Polster aus und bleiben Sie für einige Atemzüge sitzen, ehe Sie zur nächsten Position gehen – oder wieder in Ihren aktiven Tag zurück.

Völlig frei von Zwängen und Pflichten: Savasana

Savasana ist die einzige ausschließlich erholsame Yogahaltung, die jeder Yogaschüler kennt. Deshalb habe ich für diese Position auch den Sanskrit-Namen beibehalten.

Der Name hat Signalwirkung für alle, die schon einmal Yoga geübt haben. Savasana symbolisiert Entspannung am Ende einer aktiven Stunde. Wörtlich übersetzt heißt es „Totenstellung“. Denn hier sind Sie so frei von Zwängen und Pflichten wie jemand, der seinen letzten Atemzug bereits getan hat.

Damit geht Savasana ein Stück weit über Entspannung hinaus. Entspannung ist das, was Sie in den ersten 12 bis 15 Minuten in den Haltungen üben. Doch dieses allmähliche Verabschieden vom Alltag ist nur die Vorbereitung auf Savasana. Erst nach dieser Zeitspanne fühlen sich die meisten Menschen gelöst genug, um in Savasana überzugehen: den Zustand, in dem Sie ohne zu reagieren wahrnehmen.

Savasana – alle viere von sich strecken

Ob dynamische oder sanfte Übungsfolge, jede Yogastunde endet mit Entspannung in dieser Haltung. Im Idealfall sinken Sie in diesem Moment auf Ihre Matte, decken sich zu und ruhen sich aus. Sich auf den Rücken zu legen ist ein unmissverständliches Zeichen für den Organismus: Ich bin jetzt passiv, ich will jetzt nicht reagieren. Aber jeder Yogaschüler hat auch schon erlebt, dass er sich hinlegt und entspannen möchte, sich jedoch keine Ruhe einstellt. Die Lage ist unbequem, ein Körperteil schmerzt, und von den oft zitierten Gedanken, die sanft vorbeiziehen wie Wolken, ist gleich gar nichts zu sehen. Stattdessen schwirren einem alle möglichen Sachen durch den Kopf. Entspannung? Pustekuchen.

Wenn Sie schon einige der Übungen aus diesem Buch ausprobiert haben, können Sie sich mittlerweile bestimmt vorstellen, wie es zu einem solchen Savasana-Fiasko kommen kann. Oft reicht es einfach nicht, sich auf den Boden zu legen und das Beste zu hoffen. Viel leichter geht es mit der Restorative-Methode: Sie strecken sich auf einer weichen Decke aus, lagern einzelne Körperteile etwas höher und schützen sich vor Geräuschen und Kälte. Das alles sind Signale für den Körper und den Geist, sich sicher zu fühlen und die übliche Alarmbereitschaft zu drosseln. Diese Mittel stellen zwar nicht umgehend die Flut an Gedanken ab, die einem durch den Kopf gehen, sobald der Körper einmal Pause macht. Aber sie schaffen zumindest die Voraussetzungen dafür herunterzufahren. Hoffentlich fühlen Sie sich mit Ihren Hilfsmitteln so wohl, dass Sie gern eine Weile in dieser Haltung bleiben.

Denn der Faktor Zeit ist eine weitere große und oft unterschätzte Hilfe beim Stressabbau. Kopf und Körper brauchen Zeit, um von aktiv auf passiv umzuschalten. Sich hinzulegen bedeutet, den Schalter umzulegen. Es ist wie bei einem Tanker: Wenn man die Motoren abstellt, fährt das Schiff noch eine ganze Weile weiter, ehe es zum Stillstand kommt. Doch eines ist sicher: Von selbst bleibt es nur dann stehen, wenn ihm der Treibstoff ausgeht. Also müssen Sie die Pausen tatsächlich selbst einleiten, wenn Sie wollen, dass Ihre persönliche Energie länger reicht.

Sofern Sie sich in Savasana so einrichten, dass Ihr ganzer Körper abgestützt, warm und weich gepolstert ist, kann Ihre gesamte Haltemuskulatur besonders nachhaltig entspannen. Und weil Sie dabei eine ähnliche Haltung wie beim Schlafen einnehmen, kann es durchaus sein, dass Sie für einige Momente wegdriften. Und das Beste? Es wird sich anfühlen, als hätten Sie stundenlang geschlafen.

Wirkung

Savasana gleicht aus. Allein durch den Wiedererkennungseffekt der Haltung stellen sich Erholung und Regeneration ein. In der Rückenlage werden Atem und Herzschlag langsamer. Der Blutdruck sinkt. Verdauung, Heilung und Regeneration treten in den Vordergrund. Der Körper stellt auf Ruhebetrieb um. Versuchen Sie einmal, schwierige Denkaufgaben zu lösen, wenn Sie mit geschlossenen Augen auf dem Rücken liegen. Na, eben.

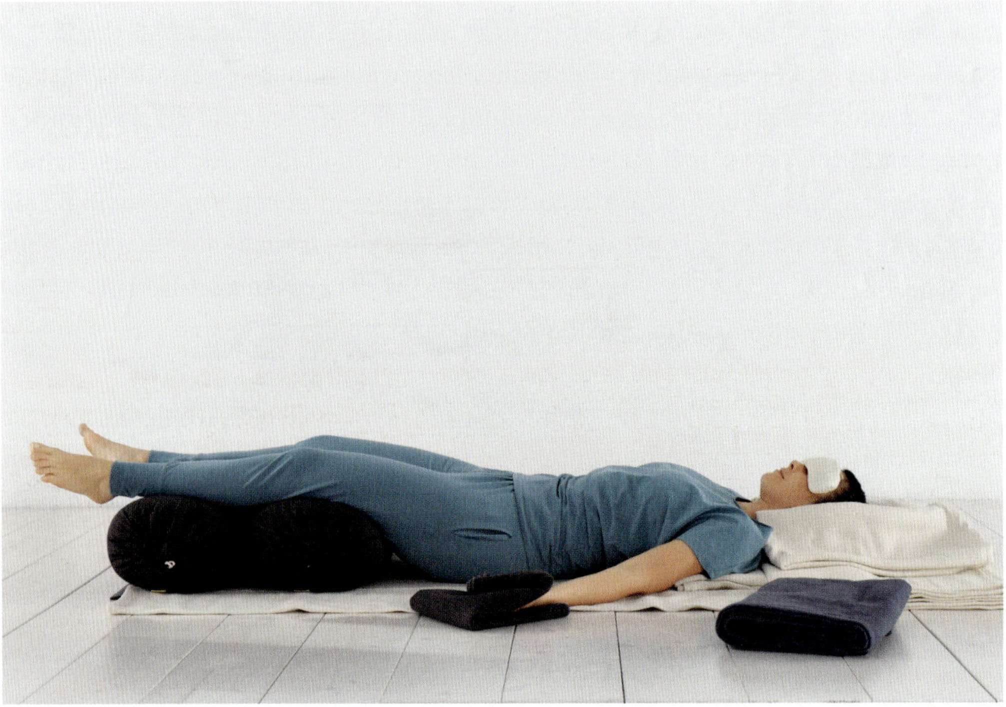

Gegenanzeigen

Im vierten oder fünften Schwangerschaftsmonat wird das Baby so schwer, dass sein Gewicht auf die Blutgefäße hinter der Gebärmutter drückt, sobald Sie auf dem Rücken liegen. Ziehen Sie also um in eine Haltung, in der das nicht passieren kann: auf der Seite liegend oder halb aufgerichtet. Sollte Ihr Rücken in der Haltung schmerzen, versuchen Sie es mit mehr Polstern, aber erzwingen Sie nichts: Fühlt sich die Haltung nicht richtig bequem an, wird sich Ihr Körper nicht entspannen.

Hilfsmittel

- zwei große Polster
- Yogamatte
- sechs Decken
- Zudecke und Augenkissen

Wahlweise

- mehr Decken zum Unterlegen

So geht's

Legen Sie die beiden großen Polster quer an ein Ende der Yogamatte. Falten Sie eine Decke zweimal und benutzen Sie sie als Unterlage für Ihren Rücken. Legen Sie eine Decke in halber Standardfaltung als Unterlage für die Schultern, zwei weitere Decken in halber Standardfaltung als Kopfpolster im rechten Winkel darauf. Rechts und links von der Mitte der großen Decke legen Sie seitlich zwei Decken in halber Standardfaltung als Polster für die Hände aus. Holen Sie Zudecke und Augenkissen heran.

Setzen Sie sich auf die Unterlage und legen Sie Ihre Beine auf die großen Polster. Dabei werden Ihre Achillessehnen vom Rand des Polsters gestützt, nicht aber Ihre Fersen. Decken Sie sich zu. Legen Sie den Oberkörper ab und bauschen Sie die Ecken der oberen Decke auf, bis Ihr Kopf von allen Seiten warm und geräuschdämmend gepolstert ist. Sollte Ihr Kreuzbein in die Unterlage drücken, erhöhen Sie das Polster unter Ihren Beinen.

Ziehen Sie die Zudecke hoch und legen Sie Ihr Augenkissen auf. Schieben Sie die Hände in die Decken hinein und greifen Sie nach einem Teil der Decken, sodass Ihre Handinnenflächen nicht leer, sondern in Kontakt mit Stoff sind.

Variation

Anstelle von zwei Polstern können Sie für die Beine auch ein Polster (am besten ein rundes) unter den Knien und eine Deckenrolle unter den Achillessehnen benutzen.

In der Haltung verweilen

Wenn Sie genug Decken und Polster eingesetzt haben, gleiten Sie in dieser Haltung ganz von selbst in einen entspannten Zustand. Das Herz muss keine Schwerkraft überwinden, um Blut zum Kopf zu pumpen oder von den Beinen zum Herzen zurückzutransportieren. Deshalb verlangsamt sich der Herzschlag meistens ganz von allein. Gestatten Sie sich diese Langsamkeit. Verfolgen Sie den Atem auf seinem Weg durch den Körper. Stellen Sie sich beispielsweise vor, vom Kopf zu den Füßen einzuatmen und von den Füßen zum Kopf auszuatmen. Sie können auch in der umgekehrten Richtung atmen. Wichtiger als die Richtung ist, dass beide Teile der Atmung gleich lang und langsam sind. Nehmen Sie wahr, ob Sie eine der beiden Richtungen als anregender empfinden.

Bleiben Sie, solange Sie Zeit haben. 20 Minuten sind ein guter Zeitraum. Mindestens 15 Minuten sollten es auf jeden Fall sein, weil Ihr Organismus so lange braucht, um vollständig auf Ruhe umzuschalten.

Zurückkommen

Ist Ihre Zeit um, tun Sie gar nichts. Nehmen Sie wahr, wie allein die Feststellung, dass Sie jetzt wieder wacher werden wollen, Ihren Atem und Ihre Aufmerksamkeit verändert. Erst dann lassen Sie Ihren Atem tiefer werden und wecken Ihren Körper vom Rand zur Mitte, also an den Händen und Füßen beginnend, wieder auf. Rekeln Sie sich auf der Unterlage und rollen Sie sich auf eine Seite. Bleiben Sie hier für mehrere Atemzüge und spüren Sie, wie Ihr Körper wach wird. Stützen Sie die Hände auf und kommen Sie mithilfe der Arme zum Sitzen zurück.

Savasana auf der Seite liegend – zum Einkuscheln

Bei allen Varianten von Savasana geht es um tiefe Entspannung. Aber auf der Seite liegend ist es besonders leicht, jenen süßen Zustand zwischen Wachen und Schlafen zu erreichen, in dem die täglichen Pflichten und Schwierigkeiten verschwinden und sich ein Gefühl von Frieden in Kopf und Körper ausbreitet. Die Decken und Polster hüllen Sie ein wie ein Kokon. Sie sind von Kopf bis Fuß geschützt.

Für diese Luxusvariante brauchen Sie viele Hilfsmittel. Aber wie immer ist Improvisieren erlaubt und sogar erwünscht. Experimentieren Sie so lange mit Ihren

Kissen und Decken, bis sich Ihr Körper ganz schwerelos fühlt. Denken Sie nicht: „Das geht schon", wenn Sie sich hinlegen. Denken Sie: „Was geht noch?", und warten Sie auf den Moment, in dem Ihre Muskeln loslassen. Erst wenn Sie alle äußeren Hindernisse wie Druck und Schweregefühl aus dem Weg geräumt haben, können Sie Ihre Aufmerksamkeit ganz nach innen richten. Erst in diesem Augenblick beginnt Savasana.

Sollte das jetzt nach einer Sache nur für fortgeschrittene Yogis klingen: Probieren Sie Savasana auf der Seite einmal mit Kindern aus. Die verstehen es sofort und kuscheln sich mit viel Spaß ein.

Wirkung

Savasana auf der Seite hat dieselbe Wirkung wie auf dem Rücken liegend und beruhigt zusätzlich besonders bei Nervosität und Erschöpfung. Es ist die ideale Yogaübung für alle Zeiten im Leben, in denen Sie sich überfordert fühlen. Es unterstützt die Verdauung, besonders die Funktion des Magens.

Die Seitenlage ist außerdem die beste Savasana-Variante für schwangere Frauen ab dem zweiten Trimester. Hier kann das Gewicht des Babys nicht auf die großen Blutgefäße drücken. Nach der Geburt ist die Haltung enorm praktisch zum Stillen.

Gegenanzeigen

Diese Haltung eignet sich für jeden, der sich ohne große Schwierigkeiten auf den gut gepolsterten Boden legen und von dort wieder aufstehen kann. Die meisten Menschen liegen dabei lieber auf der linken Seite. Das unterstützt die Verdauung und die beruhigende Wirkung am besten. Falls Sie jedoch nicht auf Ihrer linken Schulter liegen können, zum Beispiel wegen einer Schulterverletzung oder einer Brustoperation, legen Sie sich auf die rechte Seite.

Hilfsmittel

- vier Decken
- Yogamatte

- drei große Polster
- zwei Blöcke
- Zudecke und Augenkissen/Baumwollschal

Wahlweise

- weitere Decken zum Unterlegen

So geht's

Legen Sie zwei Decken zweimal zusammen und breiten Sie sie als Unterlage auf der Yogamatte aus. Falten Sie die beiden anderen Decken zu einem festen kleinen Kopfpolster. Legen Sie zwei Polster hintereinander an die rechte Seite der Matte, das dritte oben an die linke Seite. Stellen Sie je einen Block unter die beiden Enden des oberen Polsters auf der rechten Mattenseite. Legen Sie eine Zudecke und ein Augenkissen oder einen Baumwollschal bereit.

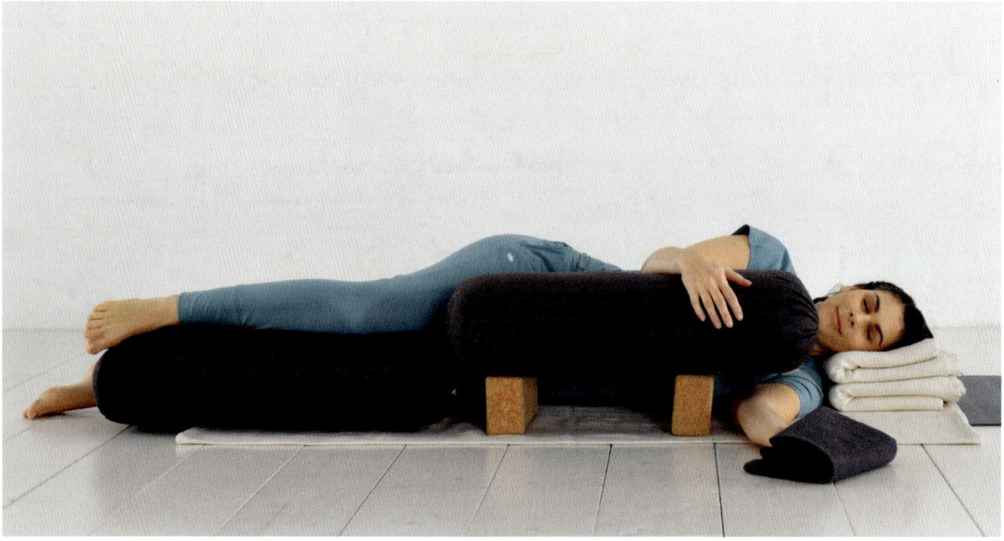

Setzen Sie sich zwischen die Polster und decken Sie sich zu. Drehen Sie sich auf die linke Seite und legen Sie sich hin. Schieben Sie den linken Arm unter dem oberen Polster hindurch, bis kein Gewicht mehr auf der linken Schulter lastet. Legen Sie den rechten Unterschenkel und den Fuß auf das untere Polster.

Rücken Sie sich zurecht. Ihre gesamte Wirbelsäule soll etwa in einer Linie liegen, sodass Ihr Kopf nicht nach unten sackt. Drehen Sie die Nase ganz leicht in Richtung Decke. Wenn Sie alles ausreichend abgepolstert haben, befindet sich Ihre rechte Schulter direkt über Ihrer linken und Ihre rechte Hüfte direkt über Ihrer linken. In dieser Position sind die Gelenke optimal abgestützt und die Muskeln weitestgehend passiv. Dafür müssen die Polster oft höher sein, als man auf den ersten Blick erwartet. Im Idealfall schiebt jetzt Ihr Entspannungshelfer das Kissen hinter Ihnen sanft gegen Ihre Wirbelsäule, damit Sie sich daran anlehnen können. Aber mit etwas Geschick können Sie es auch selbst so nah heranziehen, dass Sie von allen Seiten eingehüllt sind. Stellen Sie Ihr Augenkissen vor Stirn und Augen auf Ihr Kopfpolster oder ziehen Sie den Baumwollschal über Ihre Augen.

Variation

Für noch mehr Komfort falten Sie eine Decke, auf der Sie Ihr linkes Handgelenk ablegen, und eine weitere Decke, mit der Sie Ihr linkes Bein unterhalb des Knies abstützen, falls Ihr Knöchel nicht auf dem Boden aufliegt. Wenn Sie einen empfindlichen unteren Rücken oder Beschwerden am Iliosakralgelenk haben, klemmen Sie das untere Polster so zwischen Ihre Beine, dass die Beine parallel bleiben.

In der Haltung verweilen

Lassen Sie sich von Ihren Polstern und Decken umhüllen wie von einem schützenden Kokon. Es gibt nichts zu tun. Nehmen Sie wahr, wie Ihr Atem kommt und geht. Genießen Sie 20 Minuten Ruhe. Wenn Sie Zeit haben, bleiben Sie 30 Minuten lang hier. Diese Haltung wirkt nicht zuletzt durch das Gefühl von Schutz und Geborgenheit, das Ihre Kissenburg Ihnen gibt. Gönnen Sie sich eine großzügige Dosis davon. Dann wirkt der Schutz noch lange nach.

Zurückkommen

Je länger Sie in der Haltung bleiben, desto mehr Zeit brauchen Sie, um zurückzukommen. Nehmen Sie Ihren Atem wahr und lassen Sie ihn tiefer werden. Bewegen Sie langsam und aufmerksam Ihren ganzen Körper. Stützen Sie beide Arme auf und kommen Sie über die Seite zum Sitzen zurück.

Nutzen Sie Ihre wiedergewonnene Bewegungsfreiheit, indem Sie Ihre Beine ausstrecken und Ihre Füße abwechselnd beugen und strecken. Heben Sie einatmend einige Male die Arme über den Kopf und holen Sie sie ausatmend zurück.

Savasana auf dem Bauch – sich von der Erde tragen lassen

Wenn wir uns nicht bewegen, kann die Schwerkraft ihre beruhigende Wirkung ausüben. Jede Restorative-Haltung macht sich diesen Effekt auf eigene Weise zunutze. Wir können unser Gewicht an den Boden abgeben und spüren, dass wir getragen werden. Je waagerechter unser Körper dabei liegt, desto stärker ist die beruhigende Wirkung. Wir sind darauf programmiert, in aufrechter Haltung eher wach zu sein, während das Liegen uns Entspannung signalisiert.

In dieser Savasana-Version wird das Entspannungssignal durch ein weiteres Symbol des Loslassens verstärkt: Die Haltung wirkt wie eine Niederwerfung – und das im besten Sinn. Wir wenden unsere aktive Vorderseite dem Boden zu und geben damit alle Verantwortung für eine kleine Weile ab. Erde, bitte übernehmen!

Selbst wenn Ihnen diese Interpretation übertrieben vorkommt, probieren Sie die Haltung trotzdem aus. Nehmen Sie die Unterschiede zwischen dieser und anderen Versionen von Savasana wahr. Machen Sie Ihre persönliche Erfahrung und beschreiben Sie sie mit Ihren eigenen Worten. Jede Haltung ist eine Gelegenheit, sich selbst ein bisschen besser kennenzulernen. Es gibt so viele Versionen von Yoga, wie es Yogaübende gibt.

Wirkung

Auch diese Version von Savasana hat die umfassend beruhigende Wirkung, die Sie von der Rückenlage vielleicht schon kennen. Da Sie sich in der Bauchlage ganz bewusst von der Außenwelt abwenden und den Kopf leicht senken, wirkt diese Variante sogar besonders beruhigend auf das Gehirn.

Die Bauch-Variante ist eine lohnende Alternative, wenn Sie sich in der Rückenlage nicht wohlfühlen. Aber auch Fans des klassischen Savasana hat sie etwas Besonderes zu bieten: Durch die Polsterung runden sich Schultern und Lendenwirbelsäule leicht. Das ist in aufrechter Haltung nicht empfehlenswert, aber hier wirkt der Boden als stützender Gegenpol. Die Muskeln im oberen und unteren Rücken werden in einer minimal gedehnten Haltung entlastet. Das kann helfen, Verspannungen in diesen Körperteilen zu lösen.

Da in dieser Position sanfter Druck auf den Unterkörper ausgeübt wird, finden viele Frauen sie während der Menstruation und in der Zeit der Rückbildung nach einer Geburt besonders angenehm.

Gegenanzeigen

Savasana auf dem Bauch lohnt immer einen Versuch, es sei denn, Sie sind schwanger. Seien Sie beim Ablegen Ihres Kopfes besonders aufmerksam, vor allem, wenn Sie schon einmal Beschwerden in der Halswirbelsäule hatten. Sollten Sie keine dauerhaft bequeme Position für Kopf und Nacken finden können, wählen Sie eine andere Variante von Savasana.

Hilfsmittel

- Yogamatte
- zwei große Polster
- Zudecke
- zwei schmale lange Decken
- zwei Deckenrollen

So geht's

Rollen Sie Ihre Yogamatte aus. Legen Sie die großen Polster mit den kurzen Seiten aneinander mitten darauf und holen Sie Ihre Zudecke in Griffnähe. Stapeln Sie die beiden schmalen langen Decken an einem der kurzen Enden der Polster übereinander. Knien Sie sich an dieses Ende der Polsterreihe und positionieren Sie die beiden Deckenrollen unter Ihren Fußrücken. Ziehen Sie die Zudecke über

Ihre Schultern und legen Sie den Oberkörper längs auf dem Polster vor Ihnen ab, sodass Ihr ganzer Rumpf abgestützt ist. Ihr Schambein (das ist der Knochen, den Sie an der Vorderseite Ihres Beckens ertasten können) liegt gerade noch unten auf dem Polster, Ihr Kinn ragt über den oberen Rand des Polsters hinaus. Ihr Kiefer kann sich entspannt leicht öffnen.

Legen Sie Ihre Stirn etwa am Haaransatz auf die Decke. Ihr Kopf neigt sich ganz leicht in Richtung Boden. Lassen Sie sich von der Erde tragen.

Variationen

- Wenn Ihre Stirn höher als Ihr Kinn liegt oder sich Ihr Nacken gestaucht anfühlt, schieben Sie das Polster unter Ihrem Kopf etwas von sich weg oder benutzen Sie eine etwas niedrigere Unterlage.

- Wenn Ihr unterer Rücken schmerzt, verändern Sie die Höhe des Deckenstapels unter Ihrem Becken. Hier gibt es keine feste Regel. Die optimale Höhe hängt davon ab, wie stark die Lordose, also das Hohlkreuz, in Ihrer Lendenwirbelsäule ausgeprägt ist. Ihre Wirbelsäule ist kein gerader Stock, sondern hat mehrere Kurven, von denen eine das Hohlkreuz in der Lendenwirbelsäule ist. In Savasana auf dem Bauch ist diese Kurve in Ihrer Lendenwirbelsäule und Ihrem Becken nicht sichtbar. Statt dessen rundet sich Ihr Rücken ganz leicht.

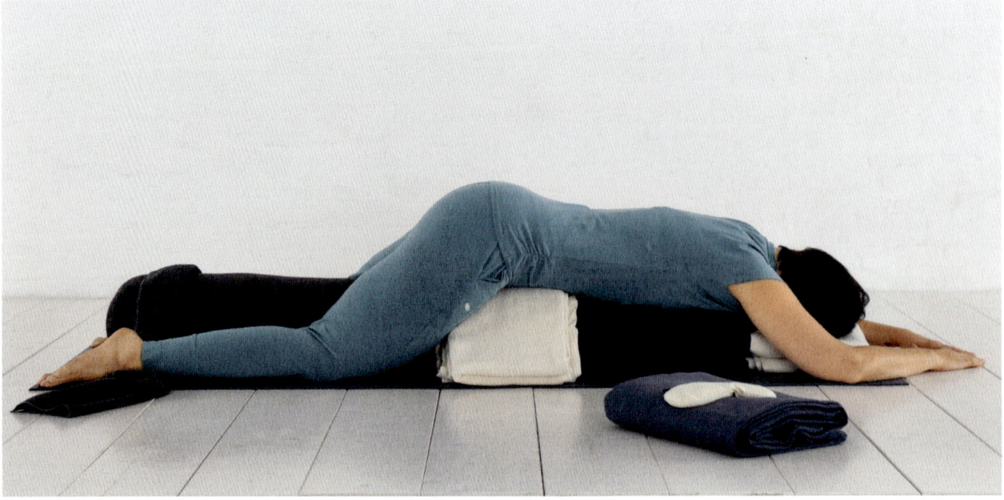

In der Haltung verweilen

Bleiben Sie so lange in dieser Haltung, wie Ihre Planung es zulässt. Geben Sie sich mindestens 15 Minuten, damit sich Ihr Organismus entspannen kann. Erst danach beginnt Savasana. Vielleicht macht Sie das Nichtstun nervös. Nehmen Sie diese Stimmung wahr. Vielleicht sind Sie spontan begeistert, dass Sie nichts zu tun brauchen. Nehmen Sie dieses Gefühl wahr. Vielleicht merken Sie einfach gar nichts und fragen sich, wozu das Üben gut sein soll. Nehmen Sie auch diesen Eindruck wahr. Registrieren Sie das Schauspiel Ihrer Gedanken. Unser Kopf produziert den ganzen Tag Gedanken und fordert uns zur Reaktion auf äußere Einflüsse auf. Nicht einmal in der Nacht gibt er Ruhe, denn dann beschert er uns Träume, in denen die Eindrücke des Tages neu aufgemischt werden. Stellen Sie sich vor, Sie könnten Ihren Körper verlassen und sich selbst auf dem Boden liegend sehen: friedlich, umsorgt, warm und bequem. Sehen Sie die Ruhe Ihrer Situation und das gleichzeitige Drama Ihrer inneren Welt.

Wir sind mehr als unsere unruhigen Gedanken. Je öfter wir einen Schritt zurücktreten und sie als das selbst inszenierte Spektakel wahrnehmen, das sie sind, desto weniger können ihre negativen Einstellungen uns schaden. Wenn wir miterleben, wie sprunghaft unsere Urteile und Eindrücke sind, können sie uns nicht mehr dominieren. Gelassenheit kann sich ausbreiten.

Zurückkommen

Ist Ihre Zeit um, kehren Sie so langsam wie möglich in den Wachzustand zurück. Stützen Sie sich mit den Armen auf und kommen Sie langsam in den Fersensitz. Ziehen Sie dabei das vordere Polster zu sich heran. Legen Sie den Oberkörper sanft auf das Polster ab. Nehmen Sie einige Atemzüge in dieser Position und richten Sie sich langsam auf. Heben Sie Ihren Kopf erst ganz zuletzt.

Pranayama Savasana – den Atem im Liegen fließen lassen

Der Name ist Programm: Diese Position ist ideal für Pranayama, also für Atemübungen. Mit leicht erhöhtem Oberkörper können Sie Ihren Atem nicht nur besonders gut wahrnehmen, sondern er wird auch ohne aktive Anstrengung tiefer.

Wenn Sie auch aktiven Yoga üben, wissen Sie, dass die einzelnen Aspekte des Übens einander positiv beeinflussen. Haltung und Atem verstärken einander. Die Position lässt den Atem tiefer werden, und gleichzeitig hilft der Atem, die Position aufmerksam und mühelos zu halten. Beim passiven Restorative Yoga bedeutet das: Sie spüren deutlich, wie leicht Sie atmen. Das lässt Sie rasch entspannen. In der Entspannung können Sie sich besonders gut auf die Atmung konzentrieren – was wiederum entspannend wirkt. Und so weiter. Pranayama Savasana ist damit sogleich eine perfekte Position für eine unangestrengte Meditation: Sie brauchen sich nicht wie beim Meditieren im Sitzen um eine aufrechte Haltung zu bemühen, aber Sie bleiben wacher als in der flachen Rückenlage.

Falls Sie gewöhnlich auf dem Rücken schlafen, aber wegen einer Erkältung nachts keine Luft bekommen, kann Pranayama Savasana ebenfalls die rettende Lösung sein. Obwohl es prinzipiell sinnvoll ist, deutlich zwischen Schlafen und Restorative Yoga zu unterscheiden. Denn beim Restorative Yoga wollen Sie so wach bleiben, dass Sie sich auf Ihren Atem und ein aktives Entspannen Ihres Körpers konzentrieren können. Andererseits: Den Oberkörper etwas höher zu positionieren, um besser atmen zu können, ist ein ganz einfacher Trick für ein besseres Leben, der zu jeder Zeit funktioniert. Es wäre schade, ihn nur beim Yoga einzusetzen.

Wahrscheinlich werden Sie beim Üben noch andere Vorlieben Ihres Körpers und Kopfes entdecken. Genau dafür ist die Yogazeit ja da: um sich selbst besser kennenzulernen. Mit ziemlicher Sicherheit gelten die Beobachtungen auf der Yogamatte genauso für den Rest Ihres Lebens. Wäre das nicht so, wäre Yoga eine ziemlich irrelevante Methode. Nutzen Sie also Ihre Erfahrungen auf der Matte auch in anderen Zusammenhängen. Das ist nur konsequent – und noch dazu angenehm!

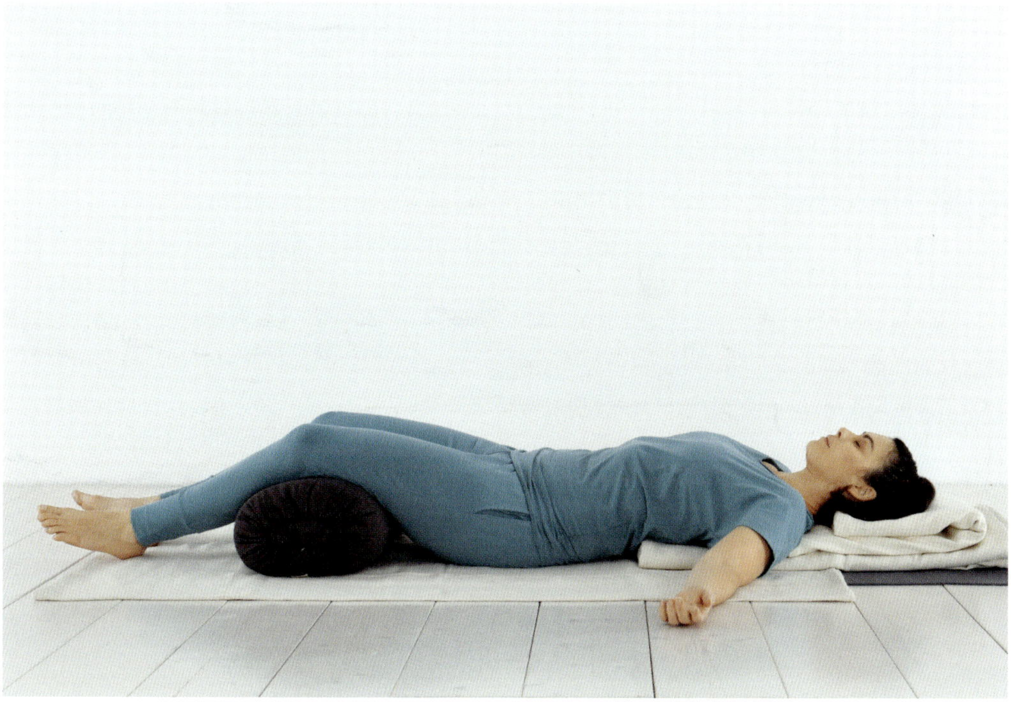

Wirkung

Diese Haltung wirkt wie ein klassisches Savasana. Durch die erhöhte Lagerung des Oberkörpers eignet sie sich aber auch für einige Situationen beziehungsweise für Menschen, die sich sonst in Savasana nicht wohlfühlen. Sie ist zum Beispiel sehr günstig, wenn Sie erkältet sind. Selbst wenn Sie in Savasana leicht einschlafen, können Ihnen die extra Decken helfen: Sie bleiben ein bisschen wacher, wenn Sie nicht ganz flach auf dem Rücken liegen. (Und sollten Sie doch kurz eindösen, ist es in diesem besonderen Savasana weniger wahrscheinlich, dass Sie zu schnarchen beginnen.)

Die leichte Rückbeuge schafft außerdem etwas mehr Raum für Ihre Verdauungsorgane, die dadurch besser arbeiten können.
Da die Haltung für eine mühelose Aufrichtung des Oberkörpers sorgt, ist sie großartig, wenn Sie Pranayama üben wollen, aber im Sitzen schnell ermüden. Hier können Sie sich ganz auf Ihren Atem konzentrieren, ohne dass Ihre Haltemuskeln schwächeln oder fest werden.

Gegenanzeigen

Wenn Ihr unterer Rücken schmerzt, probieren Sie es mit zusätzlichen Decken, damit sich die Muskulatur um Becken und Kreuzbein entspannen kann.

In den letzten drei Monaten der Schwangerschaft sind die Polster in Pranayama Savasana nicht hoch genug. Legen Sie sich in dieser Zeit auf die Seite.

Hilfsmittel

- sechs Decken
- Yogamatte
- großes Polster (am besten rund)
- Zudecke und Augenkissen

So geht's

Falten Sie eine Decke zweimal als Unterlage und legen Sie sie auf die Yogamatte. Legen Sie zwei Decken in Standardfaltung übereinander und klappen Sie sie zu einem langen, schmalen Polster für den Oberkörper zusammen. Falten Sie zwei weitere Decken nach demselbem Prinzip zusammen und legen Sie sie so auf das lange, schmale Polster, dass sich eine etwa 10 cm breite Stufe bildet. Schlagen Sie das obere Ende unter, sodass sich eine weitere Stufe bildet – diesmal ohne Absatz. Positionieren Sie für die Knie ein großes Polster in etwa 30 cm Abstand quer neben dem unteren Ende Ihres Rückenpolsters. Legen Sie Zudecke und Augenkissen griffbereit in Ihre Nähe.

Setzen Sie sich direkt an den unteren Rand der gefalteten Decken. Legen Sie die Knie über das große runde Polster. Decken Sie Ihre Beine zu. Legen Sie probehalber den Oberkörper ab. Die Decken sollen den gesamten Hohlraum ausfüllen, den Ihre leicht nach vorn gekippte Lendenwirbelsäule bildet, ohne jedoch den Winkel der Wirbelsäule zu verändern. Das wird sich wie eine ganz, ganz sanfte Rückbeuge anfühlen. Das eingefaltete Ende der oberen Decke stützt Ihren Kopf, damit Ihr Kinn sich ganz leicht in Richtung Brustbein senken kann. Die Decken wirken als Unterstützung Ihrer natürlichen Haltung. Fühlt sich Ihr Oberkörper leicht, haben

Sie viel Platz zum Atmen, keine Dehnung um die Schultern und den Brustmuskel herum und keine Schmerzen im unteren Rücken, dann sind die Polster an der richtigen Stelle. Die sanfte Rückbeuge macht die Haltung so wirksam für die Atmung.

Rücken Sie Ihre Unterlagen zurecht und legen Sie Ihr Augenkissen auf. Auf Ihren Augäpfeln liegt dabei nur ein geringes Gewicht, der größere Teil liegt auf der Stirn. Ziehen Sie die Zudecke hoch und lassen Sie sich auf die Decken sinken.

Variation

Falls sich diese Haltung nicht bequem anfühlt, variieren Sie die Höhe der Decken und ihre Position. Sie können eine weitere Decke in mittlerer Höhe benutzen, um höher zu liegen und die Abstufung sanfter zu machen.

In der Haltung verweilen

Pranayama Savasana ist eine Haltung, in der sich die Aufmerksamkeit ganz von selbst auf den Atem richtet. Nehmen Sie wahr, wie Ihre Atmung kommt und geht.

Lassen Sie Ihre Atemzüge ganz leise werden. Es gibt nichts zu tun. Es ist eine hohe Kunst, dieses Nichtstun zuzulassen. Aber nur aus dem Nichts kann Neues entstehen.

Wenn Sie Pranayama Savasana aufgebaut haben, um mit dem Atem zu üben, legen Sie Ihr Pranayama an den Anfang Ihrer Zeit in der Haltung und gönnen Sie sich anschließend 15 bis 20 Minuten ohne Programm.

Zurückkommen

In Pranayama Savasana werden Sie wahrscheinlich nicht ganz so tief abtauchen wie in den Varianten von Savasana, in denen sich Ihr ganzer Körper auf einer Ebene befindet. Geben Sie sich dennoch etwas Zeit, um wieder in den aktiven Betrieb zu wechseln. Stellen Sie die Beine auf und beugen und strecken Sie sie abwechselnd einige Male. Rollen Sie sich auf eine Seite und bleiben Sie hier für einige Atemzüge. Stützen Sie sich mit den Händen ab und kommen Sie langsam und ruhig über die Seite zum Sitzen zurück.

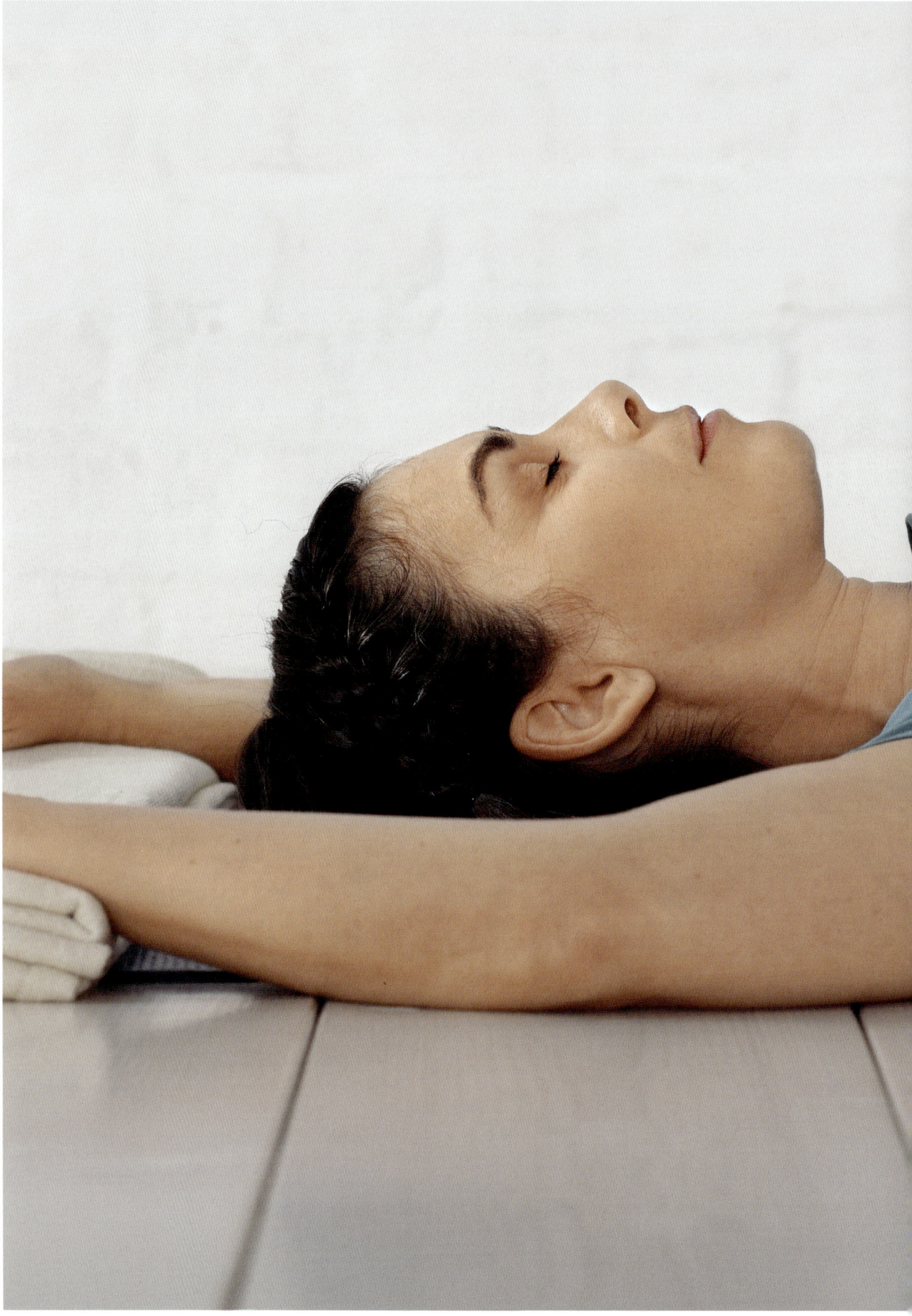

4
Entspannung für jede Gelegenheit: Übungsfolgen für spezielle Bedürfnisse

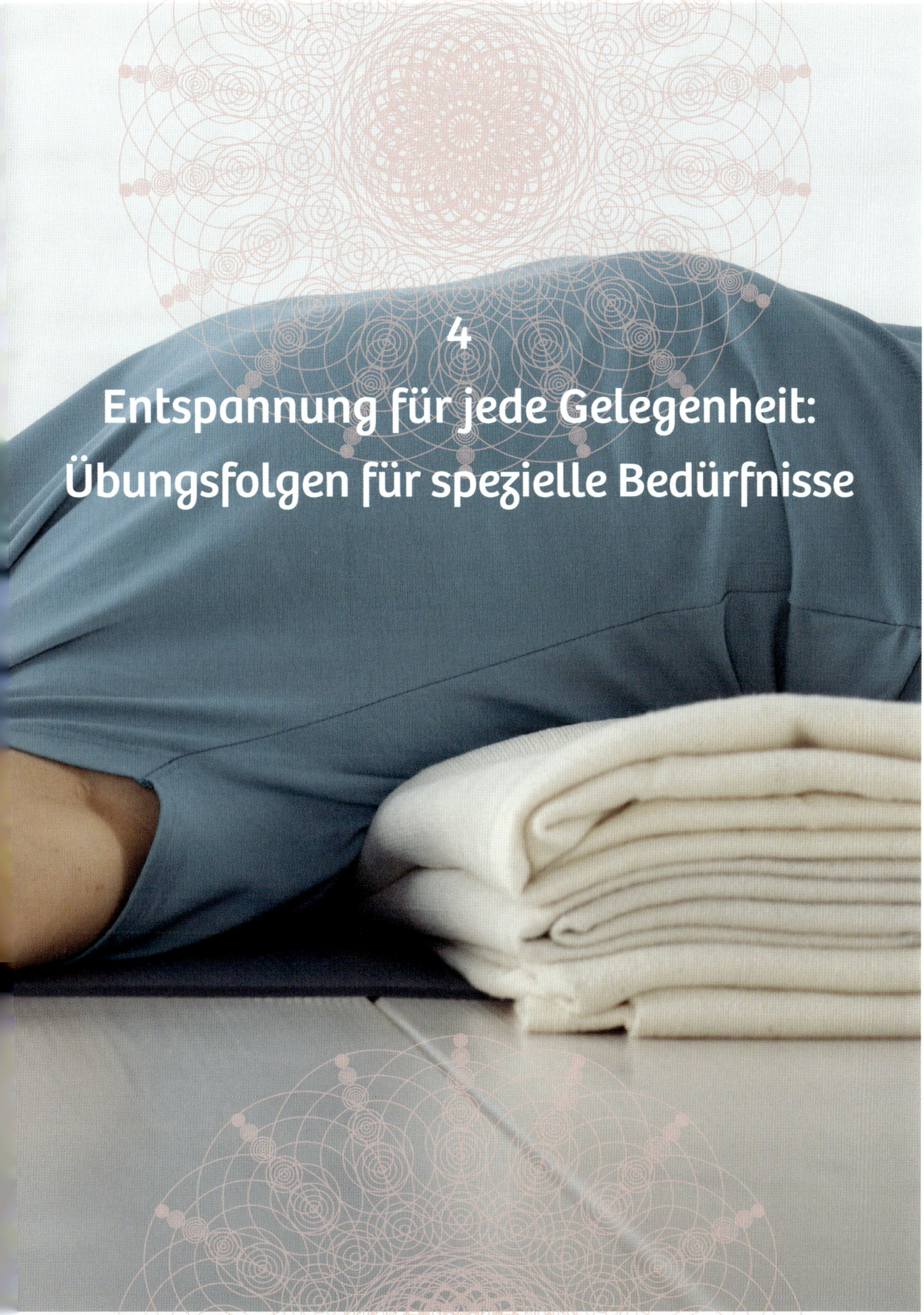

Mit den Asanas aus dem vorangegangenen Kapitel verfügen Sie über ein großes Repertoire an Übungen und können Ihre persönliche Yogareise beginnen. Jeder hat andere Bedürfnisse. Yoga berücksichtigt unsere Individualität und lädt Sie durch Varianten und durch die Betonung des Wahrnehmens dazu ein, Ihre Entwicklung selbst in die Hand zu nehmen. Stellen Sie sich also gern nach eigenen Bedürfnissen Übungsfolgen zusammen.

Es kann aber auch angenehm und sehr entspannungsfördernd sein, sich durch eine Folge von Haltungen führen zu lassen, ohne sich Gedanken über die Reihenfolge und Länge zu machen. Für solche Gelegenheiten finden Sie in diesem Kapitel eine Auswahl von Übungsfolgen.

Entspannung de luxe: Die große Übungsserie

Üben Sie jeden Tag einen einzigen Asana, tun Sie Ihren Energiereserven schon viel Gutes. Dabei können Sie natürlich die Asanas abwechseln, sodass Sie neben der Erholung für das Nervensystem nach und nach auch alle spezifischen Wirkungen auf den Körper spüren können.

Doch Restorative Yoga wirkt intensiver, wenn Sie sich Zeit für eine ganze Folge von Haltungen nehmen. Sie erleben dabei eine intensive Beruhigung Ihres gesamten Organismus. Ihre Wirbelsäule wird in alle Richtungen bewegt, Ihre Atmung tiefer und effizienter, die Funktion Ihrer inneren Organe angeregt. Die längere Übungsdauer lässt Sie nachhaltig entspannen.

Die große Übungsserie enthält eine Haltung aus jedem Bereich der Asanas und deckt damit die ganze Bandbreite des Restorative Yoga ab. Sollten Sie sich in einer der Haltungen nicht wohlfühlen, ersetzen Sie sie zuerst probehalber durch eine andere aus demselben Umfeld, ehe Sie diesen Aspekt komplett auslassen.

Nehmen Sie sich diese Folge am besten am Nachmittag oder am frühen Abend vor, wenn Sie anschließend nicht mehr viel vorhaben. Möglicherweise ermüdet Sie anfangs das längere Üben. Das ist ein Zeichen dafür, dass Ihre Energiereserven stärker erschöpft sind, als Sie es im Alltag (oder nach nur 20 Minuten in einer Restorative-Haltung) spüren können. Wenn Sie die Serie etwas häufiger ausführen, lässt diese Müdigkeit nach. Das zeigt, dass Sie Ihre Energiereserven aufgefüllt haben.

Diese Übungsserie kann Ihr persönliches Verwöhnprogramm werden, das zu tiefer Entspannung führt. Alles, was Sie dafür brauchen, ist ein wenig Zeit.

Die große Übungsserie

Die unten stehenden Zeitangaben sind allgemeine Richtwerte für eine ausgewogene Praxis. Selbstverständlich können Sie die Zeit in den Haltungen nach Ihren tagesaktuellen Bedürfnissen variieren. Sobald Sie etwas Übung in den Haltungen haben, werden Sie spüren, welche Ihnen je nach Tagesform am meisten nützt.

- Aufwärmübungen nach Wahl (10 Minuten)
- Angelehntes Sitzen (5 bis 10 Minuten)
- Abgestützte Rückbeuge (5 bis 10 Minuten, je nachdem, wie vertraut Sie mit der Übung sind)

- Beine an der Wand (10 Minuten)
- Sitzende Drehung (5 Minuten pro Seite)
- Vorbeuge mit gegrätschten Beinen (10 Minuten)
- Savasana (20 Minuten)

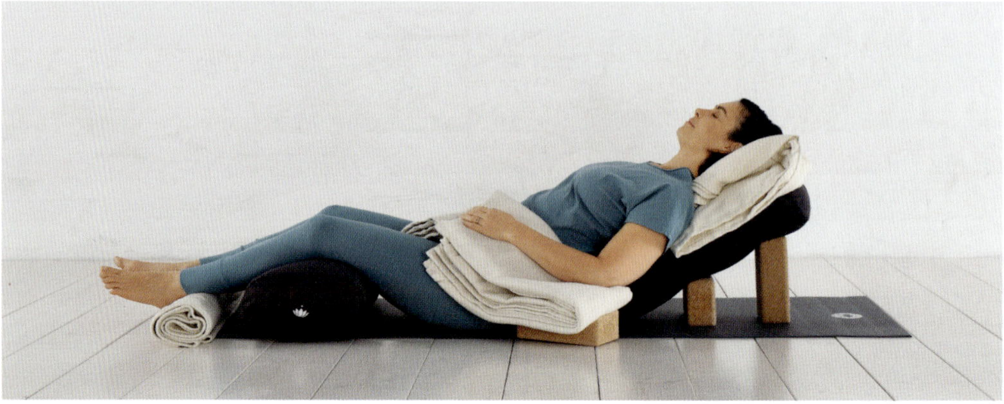

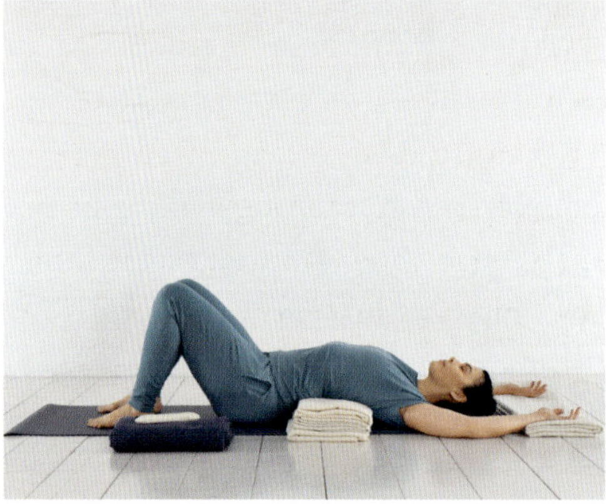

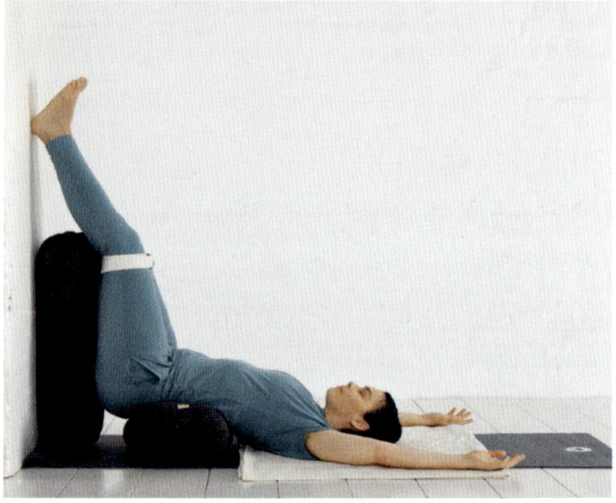

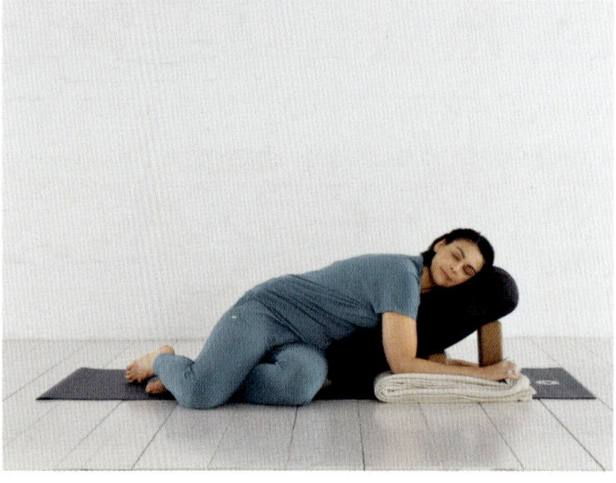

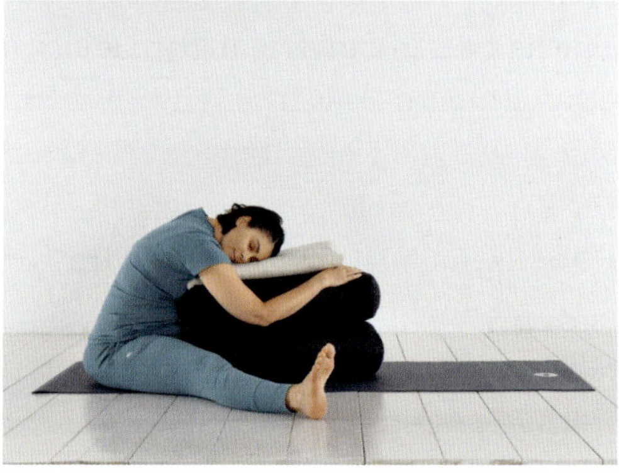

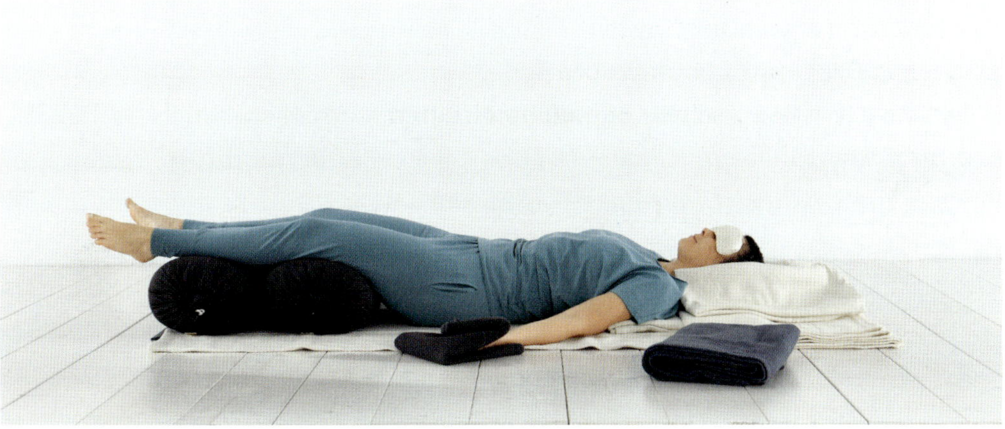

Wenn keine Zeit ist: Kurze Pausen für jeden Tag

Eine der faszinierenden Eigenschaften von Yoga ist, dass er sich Ihren Bedürfnissen anpassen lässt. Yoga ist keine Methode, deren Anforderungen Sie genügen müssen, sondern genau umgekehrt: Yoga passt sich Ihnen an und bietet Ihnen einen Ausgleich zu Ihrem Alltag. Er kann beruhigen, wenn Sie angespannt sind, und dehnen, wenn Sie verspannt sind. Sie können sich also jeden Tag aufs Neue aussuchen, welche Bewegungen (oder Ruhepositionen) den besten Ausgleich zu Ihrem Tag bilden. Was brauchen Sie am meisten an Tagen, an denen es hoch hergeht? Wenn Sie gut organisiert haben und alles nach Plan läuft, ist mittags eine halbe Stunde übrig, in der Sie sich in Savasana zurückziehen können. Lebensechter ist es aber wahrscheinlich, dass ein guter Tagesplan gegen Mittag von drei unvorhersehbaren Zwischenfällen gekippt wurde. Legen Sie trotzdem eine Pause ein. Eine, die sauber mit einem Timer begrenzt ist. Dann haben Sie am Nachmittag mehr Kraft, um die zusätzlichen Dinge zu erledigen.

Macht Ihnen jedoch an einem stressigen Tag allein der Gedanke an eine Pause noch mehr Druck, dann halten Sie sich mit mehreren kurzen Pausen im Gleichgewicht.

Das ist das Schlüsselwort: Stellen Sie Ausgleich und Gleichgewicht her, statt noch mehr Druck zu erzeugen.
Sollte Ihnen die Idee des Gleichgewichts gefallen, dann übernehmen Sie den Ansatz auch für größere Zeiträume: Auf drei Tage voller Verpflichtungen lassen Sie einen Tag mit weniger Terminen folgen. Die Dauer der Zeiträume bestimmen Sie selbst. Jeder Mensch hat seinen eigenen Rhythmus von Aktivität und Ruhe. Wenn Sie sich immer wieder einmal Zeit nehmen, Ihren Körper und Ihren Atem wahrzunehmen, bleiben Sie aufmerksam für Ihre Kraftreserven und wissen, wann Sie eine längere Pause brauchen. Mini-Pausen mit Muskelentspannung geben Ihnen die nötige Kraft, um lange Tage ohne Freiräume zu überstehen.

Jede der in diesem Buch vorgestellten Yogahaltungen eignet sich für Ihre 20-Minuten-Pause. Sie können jede Haltung einzeln üben und müssen keine Reihenfolgen beachten. Suchen Sie einfach eine Haltung aus, die Sie besonders anspricht. Wahrscheinlich wissen Ihr Körper und Ihr Unterbewusstsein, warum diese Haltung passt, auch wenn Ihr rationales Denkvermögen gerade keinen Grund kennt.

Wenn Sie außer dem Bedürfnis nach einer Pause Kopfschmerzen, Rückenschmerzen oder Ihre Periode haben oder Sie schwanger sind, wählen Sie für Ihre Kurz-Pause eine der Haltungen aus den nachfolgenden Programmen speziell für diese Themen aus (siehe Seite 145ff., 143ff., 148ff., 150ff.).

Reicht Ihre Zeit nicht für 20 Minuten aktive Entspannung am Stück, bauen Sie immer mal wieder zehn Atemzüge in der Vorbeuge am Schreibtisch oder auf dem Stuhl in Ihre Schreibtischarbeit ein.

Falls Sie den ganzen Tag unterwegs sind, finden Sie vielleicht irgendwo einen Platz, an dem Sie sich aufrecht hinsetzen und zehn aufmerksame, ruhige Atemzüge nehmen können. Und wenn es auch dazu nicht kommt: Gratulieren Sie sich zu Ihrem Durchhaltevermögen und machen Sie bei nächster Gelegenheit eine etwas längere Pause, um Ihre Energiereserven aufzufüllen.

Den Schalter umlegen: Hilfe gegen Stress

Stress entsteht nicht dadurch, dass wir viel zu tun haben. Stress entsteht durch unsere Einstellung gegenüber unseren verschiedenen Beschäftigungen. Sehen Sie Ihre Tätigkeiten als Möglichkeiten oder Angebote, die unterschiedlich wichtig sind, oder kommt Ihnen jede einzelne Ihrer Aufgaben gleich wichtig vor? Falls Sie eher bei der zweiten Möglichkeit zustimmen, fühlen Sie sich wahrscheinlich öfters überlastet.

Jede Übung in diesem Buch ist ein Mittel gegen diesen Stress. Jedes Mal, wenn Sie für 20 Minuten still und ruhig werden, können Sie wahrnehmen, wie sich die Welt um Sie herum weiterdreht, ohne dass Sie daran kurbeln. Und wenn Sie das in einer Restorative-Yogahaltung machen, tun Sie Ihrem erschöpften Körper gleichzeitig etwas Gutes. Sie verbessern Ihre Haltung, Ihre Verdauung, Ihre Atmung.
Aber es gibt auch über die Zeit auf der Yogamatte hinaus viele Möglichkeiten, die Bremse zu ziehen. Machen Sie langsam – besonders, wenn es schnell gehen soll. Nehmen Sie sich die ungeheuerliche Freiheit, eine Pause einzulegen, bevor Sie dringend eine brauchen. Schließlich fahren Sie ja auch nicht jedes Mal erst dann zur Tankstelle, wenn der Motor Ihres Autos zu stottern beginnt.

Die Übungen bei Stress

Suchen Sie sich an stressigen Tagen die Übungen aus diesem Buch heraus, in denen Sie sich am wohlsten fühlen. Lassen Sie dieses Wohlgefühl auf Ihre Seele wirken. Es gibt kaum etwas Wirksameres gegen das nagende Gefühl, nie genug erledigt zu haben.

Selbstverständlich können Sie dieses Programm mit weiteren Asanas verlängern oder länger in den Haltungen bleiben. Ich habe aber bewusst wenige ausgewählt, weil Stress häufig aus dem Gefühl heraus entsteht, nicht genug Zeit zu haben. Betrachten Sie die Restorative-Pause als Investition in Ihre Kraft, nicht als zusätzliche Belastung Ihres Terminkalenders. Durch den Kraftgewinn ist die Pause ein Zeitspender, kein Zeiträuber.

- Brücke (10 Minuten)
- Haltung des Kindes (10 Minuten)
- Savasana auf der Seite liegend (15 Minuten)
- Savasana (15 Minuten)

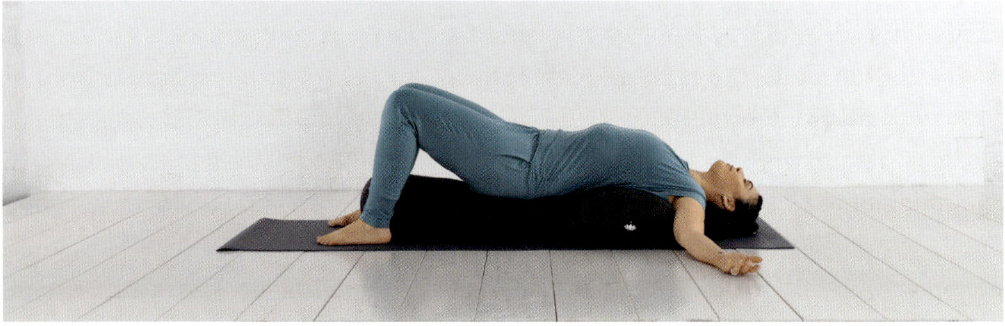

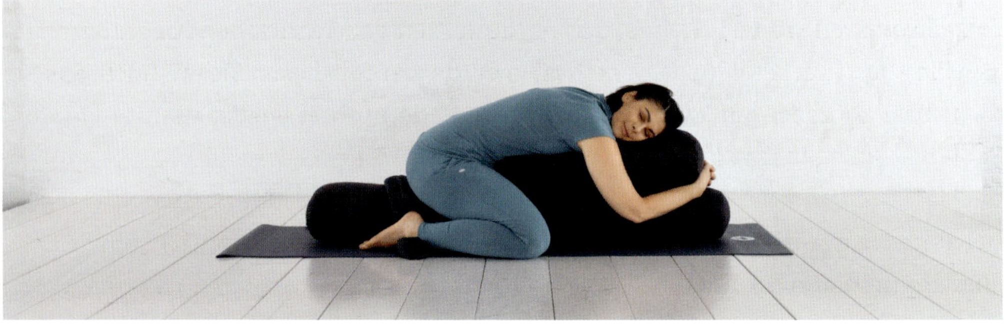

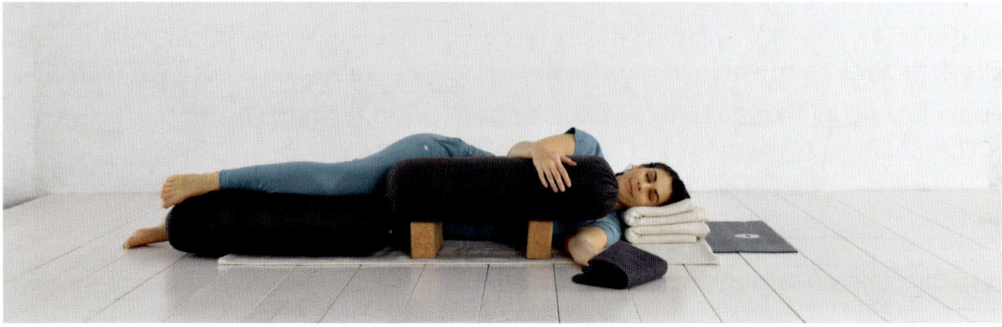

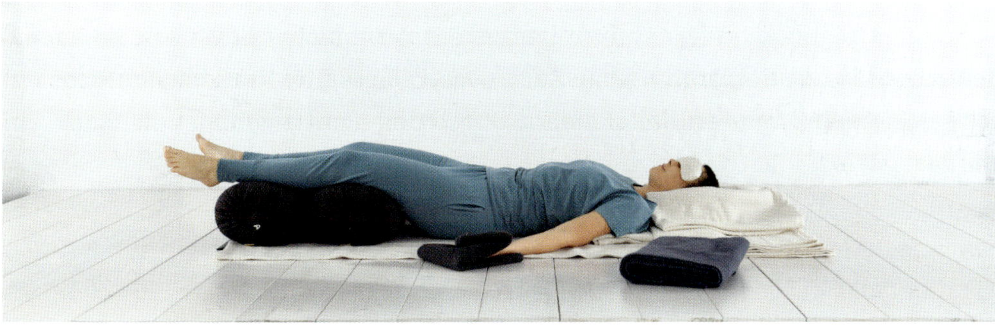

Einfach ein Traum: Entspannung bei Schlaflosigkeit

Schlaf ist eines unserer wichtigsten Mittel zur Erholung. Jeder hat seinen individuellen Schlafbedarf. Vielleicht reichen Ihnen sechs Stunden pro Nacht, vielleicht brauchen Sie acht oder sogar achteinhalb Stunden, um sich ausgeruht zu fühlen.

Falls Sie wissen wollen, wie viel Schlaf Sie zurzeit tatsächlich benötigen, dann gehen Sie abends einmal ins Bett, bevor Sie müde werden. Lesen Sie ein Buch, das Sie nicht besonders fesselt, damit Sie nicht durch den Inhalt wieder munter werden. Schalten Sie das Licht aus, sobald Sie das erste Anzeichen von Müdigkeit spüren, und schlafen Sie so lange, bis Sie von selbst – also ohne Wecker – wieder aufwachen. Bei einem Schlafdefizit werden Ihre ersten Nächte vielleicht erstaunlich lang sein, aber irgendwann wird sich Ihre Schlafdauer auf eine konstante Länge einpendeln. Das ist Ihre aktuell ideale Schlafdauer.

Die meisten von uns machen es im Urlaub ungeplant ganz ähnlich: Wir schlafen endlich wieder einmal aus. Wie gesagt, der Trick besteht aber darin, ins Bett zu gehen, bevor Sie im Sessel eindösen. Nur dann pendeln sich sowohl die Schlafmenge als auch der -rhythmus ein. Sonst fällt der schöne Effekt sofort wieder in sich zusammen, sobald der Wecker morgens rasselt. Dann fehlen Ihnen in jeder Nacht erneut mehrere Stunden.

Sie können sich den Übergang vom Wachen zum Schlafen erleichtern, indem Sie sich eine Massage am frühen Abend gönnen – oder ein warmes Bad vor dem Zubettgehen (nicht zu warm, damit die Durchblutung nicht angeregt wird, denn das würde Sie wieder wacher machen).

Wahrscheinlich aber lesen Sie diesen Abschnitt, weil dieser Rhythmus bei Ihnen aus dem Takt gekommen ist. Sie legen sich abends ins Bett, sind vielleicht sogar müde, schlafen aber nicht ein. Sie wachen nachts regelmäßig auf und haben Schwierigkeiten, wieder einzuschlafen. Oder Sie fühlen sich morgens nicht erholt. Mit diesem Problem sind Sie nicht allein – obwohl Sie sich vermutlich genauso fühlen, wenn Sie in dunkler Nacht versuchen, Schlaf zu finden: Laut dem DAK-Gesundheitsreport 2017 sind seit 2010 die Schlafstörungen bei Berufstätigen im Alter zwischen 35 und 65 Jahren um zwei Drittel gestiegen. Dieser Studie zufolge fühlen sich 80 Prozent der Arbeitnehmer von Schlafstörungen betroffen. Hochgerechnet auf die Bevölkerung sind das etwa 34 Millionen Menschen. Jeder zehnte Arbeitnehmer leidet unter der besonders schweren Schlafstörung „Insomnie". Hier kommen zu den Ein- und Durchschlafstörungen noch regelmäßig schlechte Schlafqualität, Tagesmüdigkeit und Erschöpfung hinzu. 9,2 Prozent aller Arbeitnehmer nahmen 2017 regelmäßig Schlafmittel ein. Das sind ganz schön viele von uns, die bei der Arbeit müde sind!

Restorative Yoga kann Ihnen auf mehrere Arten bei Ihrem Schlafproblem helfen: Erstens gleicht die aktive Entspannung tagsüber einen Teil Ihres Schlafdefizits aus. Restorative Yoga wirkt anders als Schlaf; denn im Schlaf ist Ihr Geist phasenweise ziemlich aktiv, ohne dass Sie diese Aktivitäten bewusst steuern können. (Wenn Sie schon einmal nach einem ereignisreichen Traum verstört aufgewacht sind, wissen Sie, was ich meine.) Diese nächtliche Aktivität ist wichtig, um die Ereignisse des Tages zu verarbeiten. Aber Restorative Yoga schenkt Ihnen mindestens so viel körperliche Erholung wie Schlaf. Beim Yoga ist die Regeneration sogar intensiver, weil Sie mit bewusster Aufmerksamkeit für Ihre Entspannung sorgen.

Zweitens können Sie sich durch die Auswahl einzelner, vor allem beruhigender Übungen besser in Schlafstimmung bringen. Oft entstehen Schlafstörungen, wenn unser Körper müde ist, aber unser Kopf keine Ruhe gibt. Sie finden deshalb in diesem Abschnitt einige Haltungen, bei denen der Kopf niedriger liegt als der Körper. Diese Positionierung ist ganz wörtlich gemeint: Ihr müder Körper bekommt endlich mal die Oberhand über Ihren überaktiven Geist!

Drittens werden Sie nach einiger Zeit des Übens mit ziemlicher Sicherheit feststellen, dass Sie aufmerksamer für Ihre eigenen Bedürfnisse werden. Sie werden eher bemerken, dass Sie müde sind, und höchstwahrscheinlich werden Sie diesem Bedürfnis nachgeben. So kommt nach und nach Ihr persönlicher Schlafrhythmus wieder ins Lot.

Es kann übrigens auch passieren, dass Sie sich nach dem Restorative Yoga viel, viel müder fühlen als vorher. Das kann zwar im ersten Moment eher entmutigend sein, weil Sie ja angetreten sind, um sich zu erholen und neue Kraft zu sammeln. Tatsächlich ist diese Art Erschöpfung aber ein Zeichen von unterschwelliger Müdigkeit, die durch das Üben erst an die Oberfläche kommt und fühlbar wird. Unser Geist hat unglaubliche Tricks auf Lager, um uns wach zu halten! Bleiben Sie dran, üben Sie weiter, dann gleichen Sie auch diese versteckten Defizite aus.

Die Übungen bei Schlaflosigkeit

Die folgenden Restorative-Übungen stimmen Sie aufs Schlafen ein. Üben Sie sie am besten abends vor dem Zubettgehen. Wenn Sie merken, dass Sie schon während des Übens richtig müde werden, hören Sie auf und ziehen Sie um ins Bett.

- Angelehntes Sitzen (10 Minuten)
- Zurückgelehnter Schmetterlingssitz (5 Minuten)
- Abgestützte Rückbeuge (5 bis 10 Minuten, je nachdem, wie vertraut Sie mit der Übung sind)

- Beine an der Wand (10 Minuten)
- Savasana (15 Minuten)

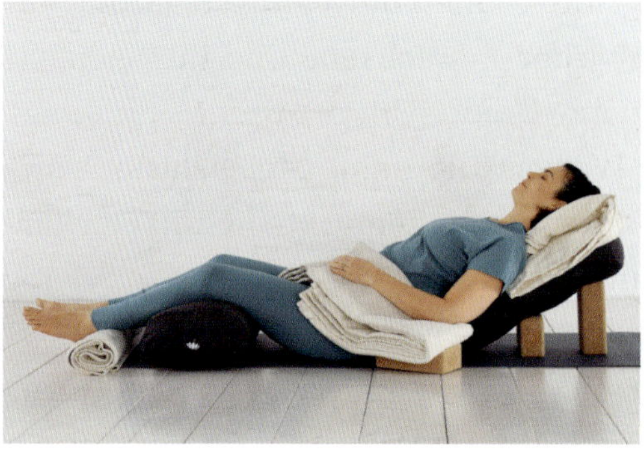

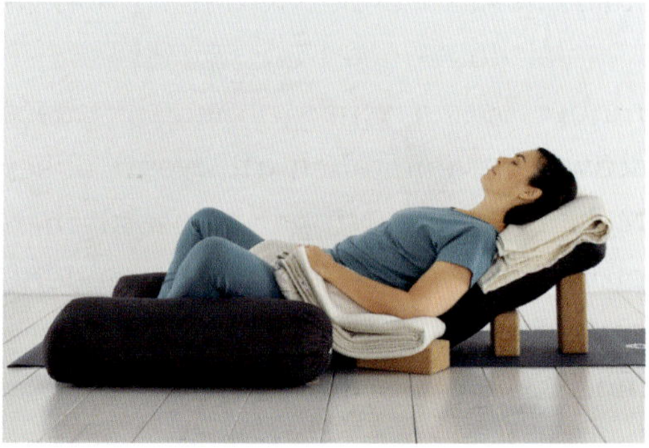

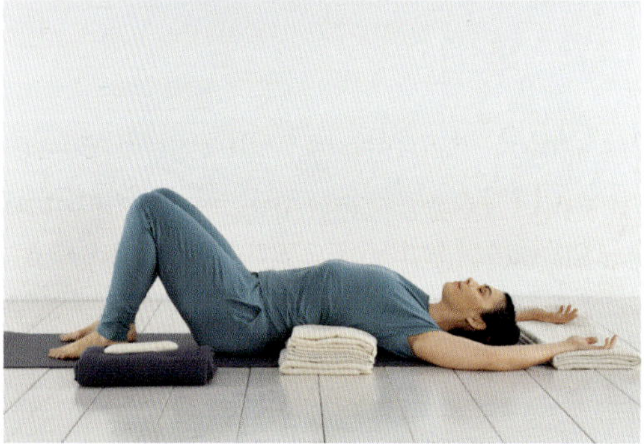

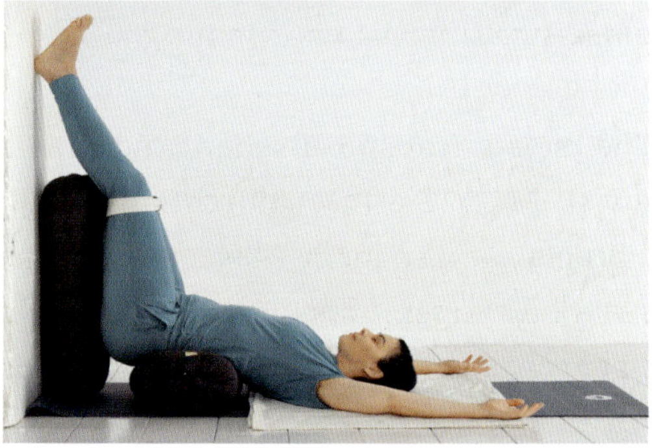

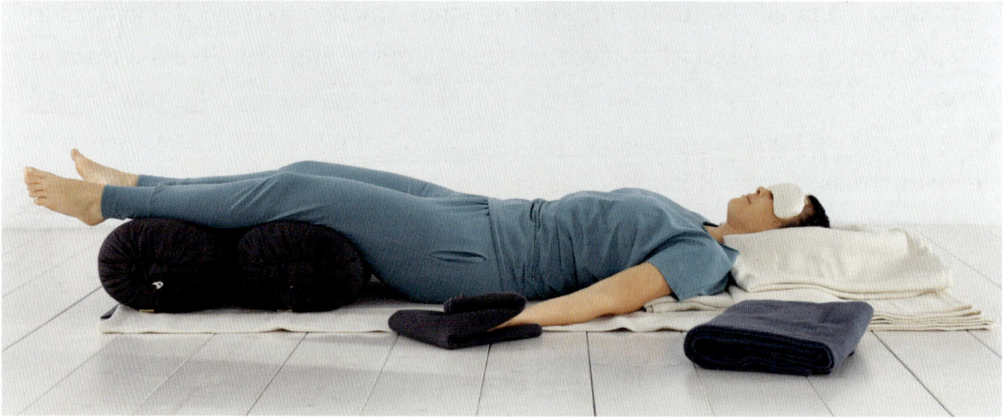

In der Ruhe liegt die Kraft: Das Beste bei Rückenschmerzen

Rückenbeschwerden sind nach Atemwegsinfektionen der häufigste Grund für Krankschreibungen in Deutschland. Fast jeder Erwachsene und immer mehr Kinder hatten schon einmal Schmerzen im Kreuz. Unspezifische Rückenbeschwerden entstehen oft, wenn unsere Wirbelsäule ungünstig belastet wird. Meistens haben wir gar keine falschen Bewegungen gemacht, die uns Rückenprobleme eingetragen haben, sondern im Gegenteil: Wir haben uns zu wenig bewegt. Unser Körper braucht kein stundenlanges sportliches Training, aber er möchte regelmäßig vielseitig angeregt werden. Er freut sich über Abwechslung bei der Bewegung, denn sonst entwickelt er Abnutzungserscheinungen durch einseitige Überbeanspruchung.

Die meisten unspezifischen Rückenbeschwerden verbessern sich durch Bewegung. Bieten Sie Ihrer durch langes Sitzen und Bewegungsarmut eingerosteten Wirbelsäule also mehr Abwechslung! Lassen Sie sich aber auf jeden Fall von Ihrem Arzt bestätigen, dass Sie keine anderen degenerativen Rückenerkrankungen haben, bevor Sie sich selbst ein Bewegungsprogramm verordnen.

Restorative Yoga ist die ideale Ergänzung eines solchen aktiven Rückengesundheitsprogramms. Rückenschmerzen hängen nämlich eng mit Stress zusammen. Wenn Sie sich gestresst fühlen, steigt Ihr Muskeltonus an. Außerdem sind Sie unter Stress weniger aufmerksam in Ihren Bewegungen und achten weniger auf die Bedürfnisse Ihres Körpers. Das lässt schneller Verspannungen entstehen. In Restorative-Haltungen üben Sie aktiv, Ihre Muskeln zu entlasten. Die stützenden Unterlagen geben Halt, sodass Ihre Muskulatur loslassen und zu einer neutralen Grundspannung zurückkehren kann. Das ist möglicherweise ein erster Schritt zu einer verbesserten Haltung. Außerdem üben Sie durch Restorative Yoga, resilienter, also widerstandsfähiger, gegen den Stress zu werden, der zu Ihren Rückenschmerzen beigetragen hat. Wenn Sie es schaffen, trotz des täglichen Arbeitspensums, das buchstäblich auf Ihren Schultern lastet, in einer Entspannungshaltung frei und ruhig zu atmen – dann werden Sie auch besser darin, den täglichen Wahnsinn einfach an sich abperlen zu lassen.

Falls Ihre Rückenschmerzen sich aber beim oder nach dem Üben verschlimmern oder in die Arme oder Beine ausstrahlen, sprechen Sie bitte auf jeden Fall mit Ihrem Arzt.

Die Übungen bei Rückenschmerzen

- Aufwärmübungen nach Wahl (10 Minuten)
- Abgestützte Rückbeuge (5 bis 10 Minuten)
- Liegende Drehung (5 Minuten pro Seite)
- Haltung des Kindes: Variante auf dem Stuhl (10 Minuten)
- Pranayama Savasana (15 Minuten)

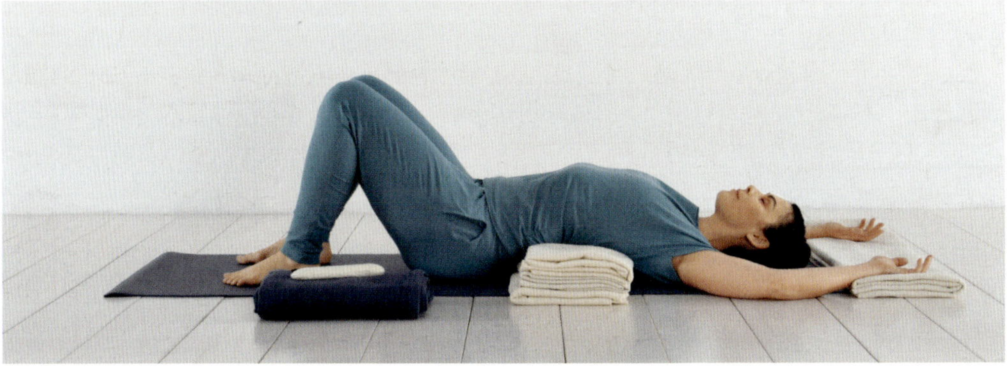

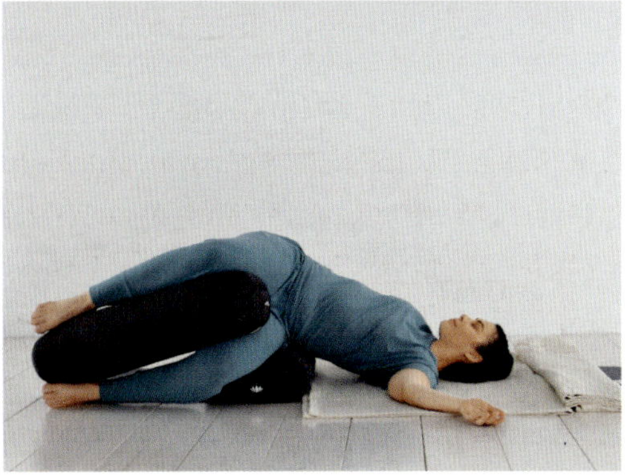

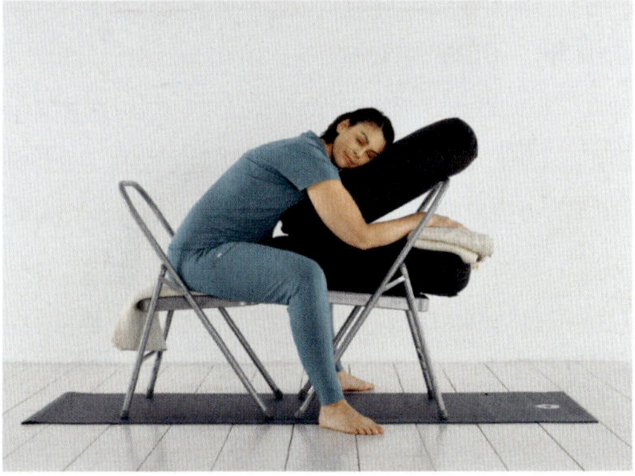

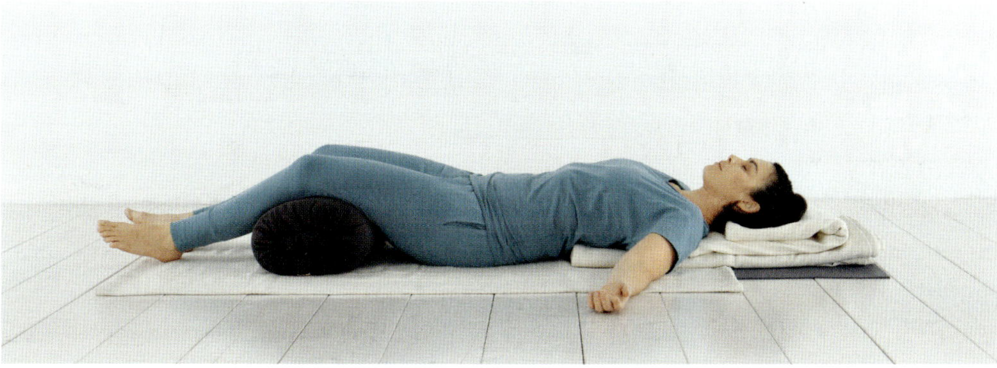

Den Druck wegnehmen: Hilfreich bei Kopfschmerzen

Kopfschmerzen sind nicht gleich Kopfschmerzen. Es gibt zwei ganz verschiedene Arten dieser Beschwerden, die oft scheinbar ohne Grund auftreten: Druck- oder Spannungskopfschmerz und Migräne. Bei Migräne kommen zu den pulsierenden Kopfschmerzen weitere Symptome wie Übelkeit, Licht- oder Lärmempfindlichkeit und Appetitlosigkeit hinzu.

Beide Arten von Kopfschmerzen haben verschiedenste Ursachen: Erkältungskrankheiten, Wetterwechsel, Hunger oder Durst (oder auch der Genuss mancher Nahrungsmittel oder Zusatzstoffe), Zigarettenrauch, eine zu eng sitzende Brille (aber ebenso das Fehlen einer Brille, also eine nicht behandelte Sehstörung), stundenlanges Fernsehen oder Lesen, Verspannungen der Halsmuskulatur, Zahnfehlstellungen oder Zähneknirschen. Einzeln oder in Kombination führen diese Faktoren zu Druck und Spannung im Kopf. Neben den äußeren Einflüssen hat auch unsere innere Verfassung einen großen Einfluss. Fühlen wir uns gestresst oder finden wir keine Lösung für ein dringendes Problem, kann uns das Kopfschmerzen bereiten. Abstand vom Alltag zu nehmen und uns durch Yoga auf uns selbst zu besinnen erinnert uns daran, dass wir nicht nur aus unserem Kopf bestehen.

Die Ursachen für Migräne hat die Wissenschaft noch nicht gefunden, aber man hat festgestellt, dass Migräne ebenfalls häufiger bei Menschen auftritt, die sich überlastet fühlen und unter Stress leiden.

Die entspannende Wirkung von Restorative Yoga kommt also allen zugute, die unter Kopfschmerzen leiden. Menschen mit Spannungs- oder Druckkopfschmerz werden zwar vielleicht eine stärkere Erleichterung ihrer Beschwerden erleben als die, die von Migräne betroffen sind. Denn sofern die Schmerzen von Muskelverspannungen oder geistiger Überlastung verursacht werden, kann die Entspannung bei Ihnen tatsächlich auf die Ursachen der Kopfschmerzen einwirken. Aber selbst wenn die Ursachen der Migräneschmerzen noch nicht bekannt sind, lohnt es sich auf jeden Fall, die Auslöser Stress und Anspannung zu reduzieren.

Die Übungen bei Kopfschmerzen

Wenn sich bei Ihnen ein Migräneanfall ankündigt, möchten Sie sich wahrscheinlich nicht bewegen, da eine verstärkte Durchblutung gewöhnlich zu stärkeren Schmerzen führt. Lassen Sie in diesem Fall die Aufwärmbewegungen weg. Sollten Sie hingegen Spannungs- oder Druckkopfschmerz haben, kann sanfte Bewegung helfen, ihn aufzulösen. Deshalb enthält dieses Programm neben den Restorative-Asanas auch ganz bewusst die Aufwärmübungen.

Außerhalb der akuten Zeiten können Sie aber auch als Migränepatient das ganze Programm üben.

- Aufwärmübungen (10 Minuten)
- Brücke (5 bis 10 Minuten)
- Beine an der Wand (10 Minuten)

- Vorbeuge mit gegrätschten Beinen (5 Minuten)
- Savasana (15 Minuten)

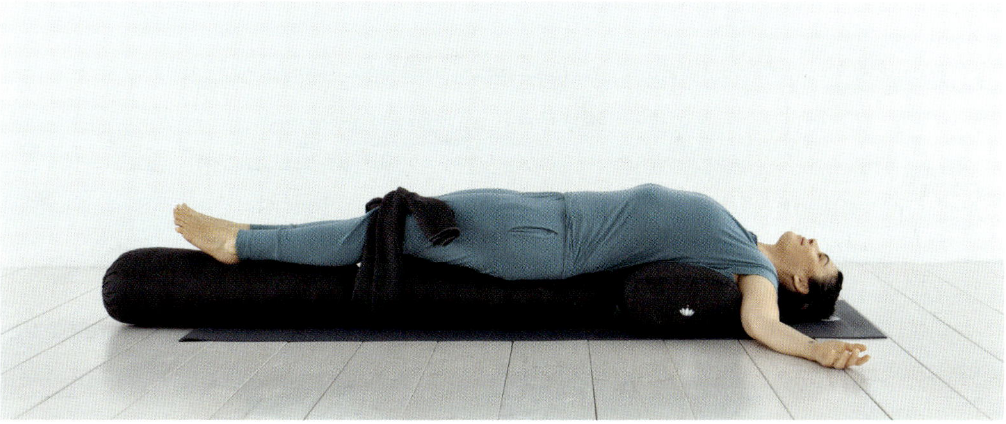

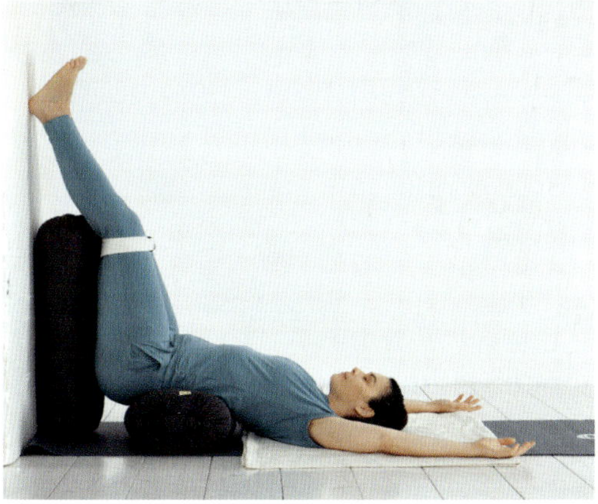

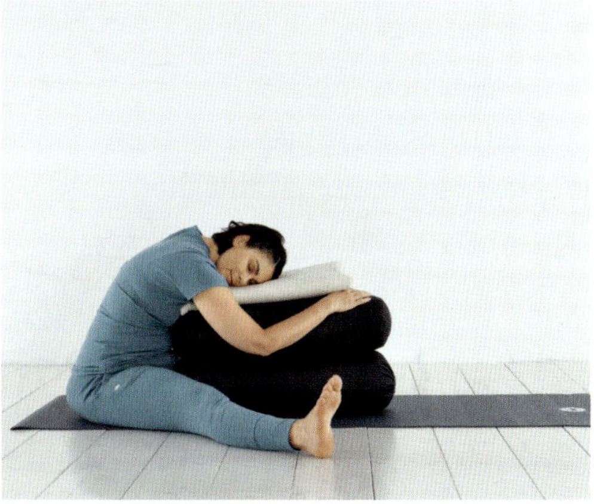

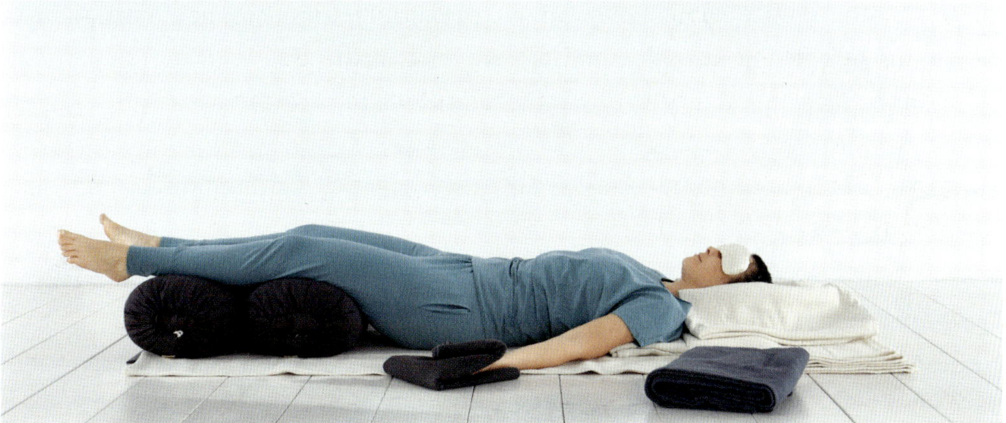

Den eigenen Rhythmus wiederfinden: Restorative Yoga bei Regelbeschwerden

In diesem Buch war schon mehrfach von Rhythmen und ihrem Ausgleich die Rede. Wir alle leben im Wechselspiel von energiegeladenen und ruhigen Phasen, von Tag und Nacht, von Sommer und Winter … Frauen haben oft ein Gespür für diese Zyklen, denn sie leben selbst in einem individuellen Rhythmus von Aufbau und Abbau: dem ihrer Regelblutung.

Unser persönlicher Zyklus lädt uns jeden Monat dazu ein, abwechselnd kraftvoll zu agieren und Zeiten der Ruhe einzulegen. Er ist ein perfektes Beispiel für den stetigen Wandel von Wachstum und Vergängnis. Es ist jedoch nicht ganz leicht, diesen Rhythmus zu erkennen, und es kostet Kraft, ihm zu folgen. Es ist unpopulär genug, eine Pause zu machen, weil man sich erschöpft fühlt. Wann haben Sie zum letzten Mal gehört: „Ich habe meine Tage, ich will meine Ruhe!"? Falls Sie zum menstruierenden Teil der Menschheit gehören, Hand aufs Herz: Haben Sie das tatsächlich noch nie gedacht und nur aus Diskretion lieber geschwiegen? Und warum verschweigen wir diesen Vorgang überhaupt so oft? Aber das ist ein Thema für ein anderes Buch.

Ist das Gleichgewicht der Fruchtbarkeitshormone gestört, kann das zu verschiedenen Symptomen führen. Bei manchen Frauen zeigt sich die Hormondisbalance in unregelmäßigen Zyklen – zu lang, zu kurz oder eine Mischung aus beiden. Manche Frauen haben Beschwerden in den Tagen vor ihrer Periode, bei anderen ist die Blutung selbst von Krämpfen begleitet. Sowohl vor als auch während der Tage können Schmerzen in den Brüsten, im Bauch und im Rücken auftreten, dazu Wasseransammlungen in den Beinen, Kopfschmerzen, Müdigkeit, Reizbarkeit und Nervosität.

Die hier vorgeschlagene Restorative-Yoga-Übungsfolge enthält eine Reihe von Haltungen, die Gebärmutter, den Bauch und den unteren Rücken entspannen. So können sich Krämpfe lösen oder leichter werden. Doch die Übungen helfen nicht nur bei lokalen Begleiterscheinungen schwerer Perioden. Die Entspannung lindert auch Kopfschmerzen und beruhigt die gereizten Nerven. Sie können die Übungen während der Zeit Ihrer Blutung, aber natürlich auch vorher üben, besonders wenn Sie prämenstruelle Beschwerden haben.

Auch in den Wechseljahren tun die Übungen besonders gut während der Periode, denn während der Hormonumstellung sind die Blutungen oft unregelmäßig und schwer. Wenn Sie nicht gerade Ihre Tage haben, nehmen Sie während der Menopause auch eine Umkehrhaltung dazu.

Die Übungen bei Regelbeschwerden

- Angelehntes Sitzen (10 Minuten)
- Zurückgelehnter Schmetterlingssitz (5 Minuten)
- Vorbeuge mit gegrätschten Beinen (10 Minuten)
- Haltung des Kindes mit Kissen auf Lendenwirbelsäule (10 Minuten)
- Savasana (15 Minuten)

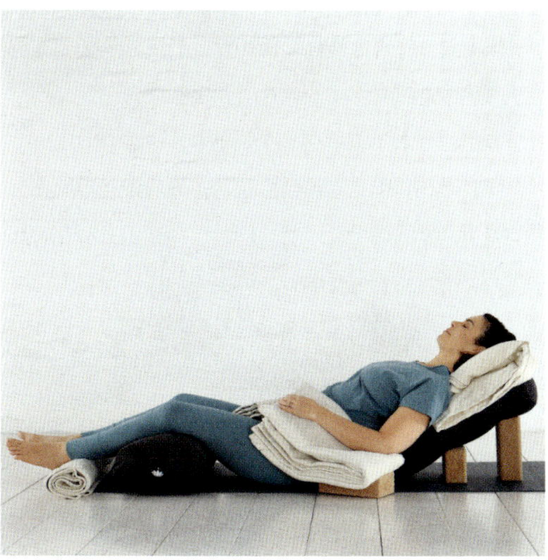

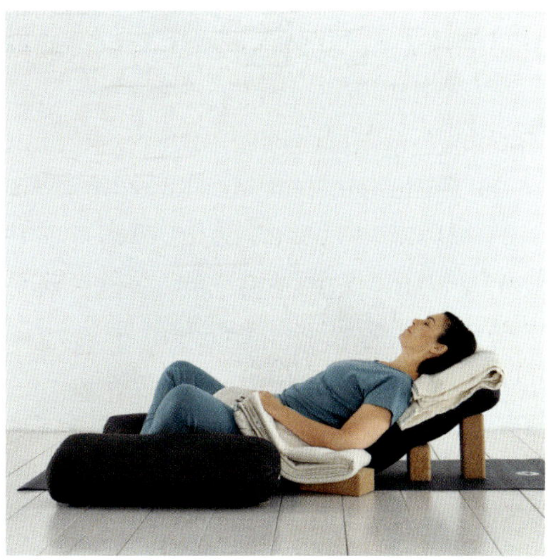

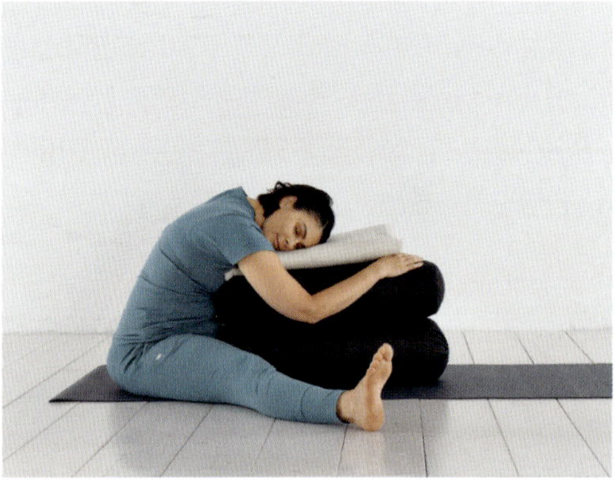

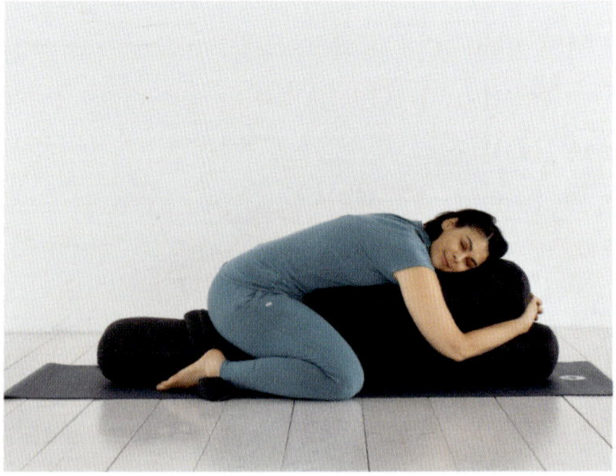

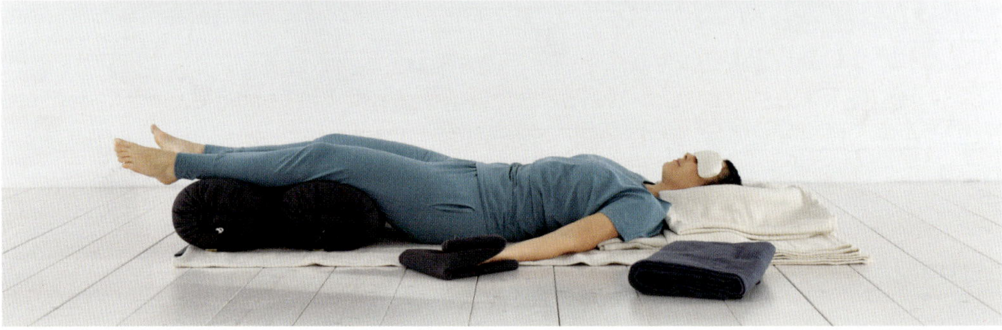

Entspannung für zwei: Restorative Yoga in der Schwangerschaft

Restorative Yoga ist wie für Schwangere gemacht. Die meisten Frauen entwickeln in der Schwangerschaft ein gesteigertes Interesse für ihren sich verändernden Körper und das Baby, das in ihnen heranwächst. Restorative Yoga unterstützt und intensiviert diese Aufmerksamkeit und kann helfen, die eigenen Bedürfnisse besser zu verstehen und optimal für sich und das Baby zu sorgen. Restorative Yoga ist außerdem ideal dafür, das eigene Bewusstsein auf die Gegenwart zu lenken. Die meisten von uns haben noch nie gesehen, wie ein Kind geboren wird, bis wir selbst eines bekommen. Deshalb ist es nur natürlich, vor einem solchen Ereignis besorgt zu sein, ob und wie wir es schaffen werden. Sind wir geübt darin, uns selbst zu entspannen und zu beruhigen, können wir darauf vertrauen, uns auch in der Ausnahmesituation Geburt auf diese Fähigkeit zu verlassen. Ein starkes Grundvertrauen in die eigenen Fähigkeiten lässt viele erlernte Sorgen in den Hintergrund treten.

Frauen haben jahrtausendelang zu Hause geboren. Das ist in den Fällen nicht ideal, in denen während der Geburt medizinische Hilfe notwendig ist. Viele Geburten verlaufen jedoch ganz ohne Eingriffe von außen. Allein schon der Umzug in die sterile Atmosphäre eines Krankenhauses kann dazu führen, dass sich das Gebären wie ein medizinischer Notfall anfühlt. Entsprechend verhält sich die gebärende Frau dann auch: Sie gibt die Regie für das Geschehen an das medizinische Fachpersonal ab. Es geht aber auch anders: Durch Aufmerksamkeit für den eigenen Körper und den Rückzug nach innen kann die Frau das Gebären stärker selbst bestimmen. Viele Interventionen werden dann überflüssig. Die Ruhe und Entspannung, die sich beim Restorative Yoga ausbreiten, schaffen die Grundlage für das Vertrauen in die eigene Kraft.

Und Ruhe und Entspannung sorgen auch dafür, dass die Schwangere ihre Energiereserven auffüllen und ihrem Kind das Maximum an Kraft für Entwicklung und Wachstum geben kann.

Nicht zuletzt hat Restorative Yoga einige Haltungen im Programm, die typische Schwangerschaftsbeschwerden wie Kurzatmigkeit und Wasseransammlungen in den Beinen lindern.

Die Übungen für die Schwangerschaft

Das Programm für Schwangere ist kürzer als die meisten anderen Übungsfolgen, um Sie darin zu bestärken, es öfter zu üben – sowohl für sich selbst, als auch für Ihr Baby.

- Zurückgelehnter Schmetterlingssitz (10 Minuten)
- Vorbeuge mit gegrätschten Beinen (5 Minuten, mit viel extra Platz für den Bauch)
- In den ersten sechs Monaten der Schwangerschaft: Pranayama Savasana (10 Minuten)
- Savasana auf der Seite liegend (20 Minuten)

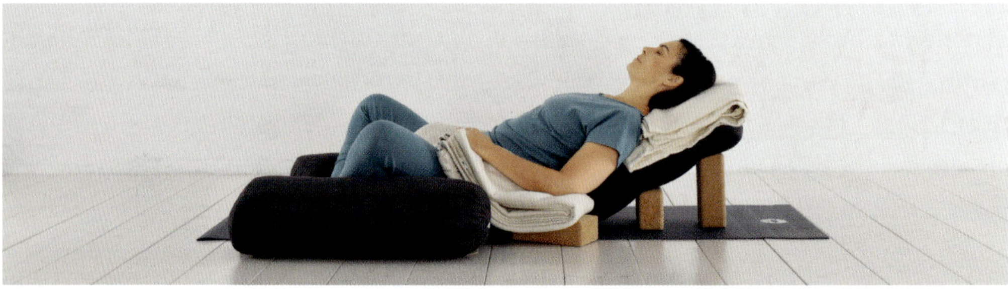

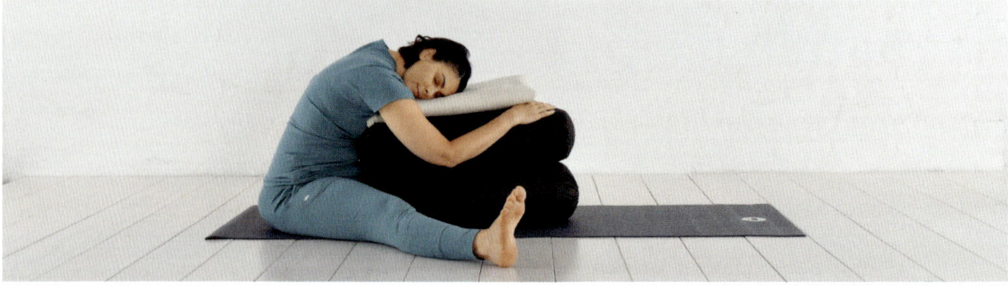

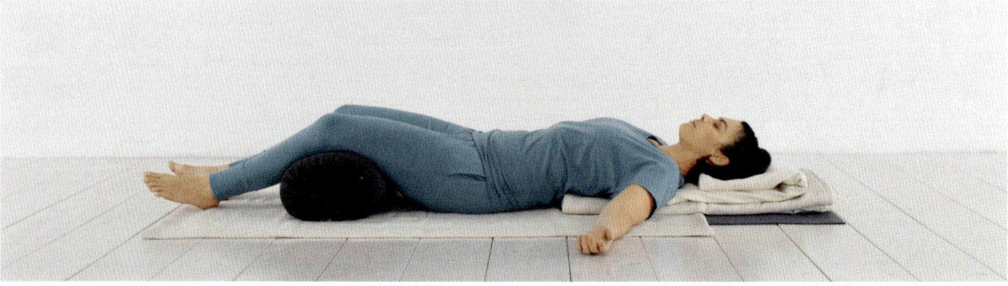

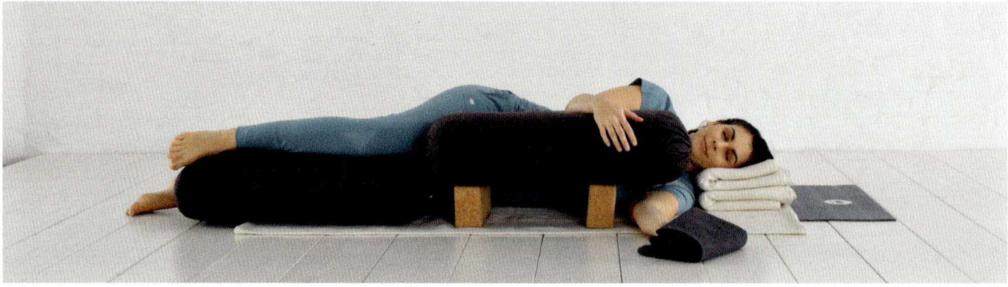

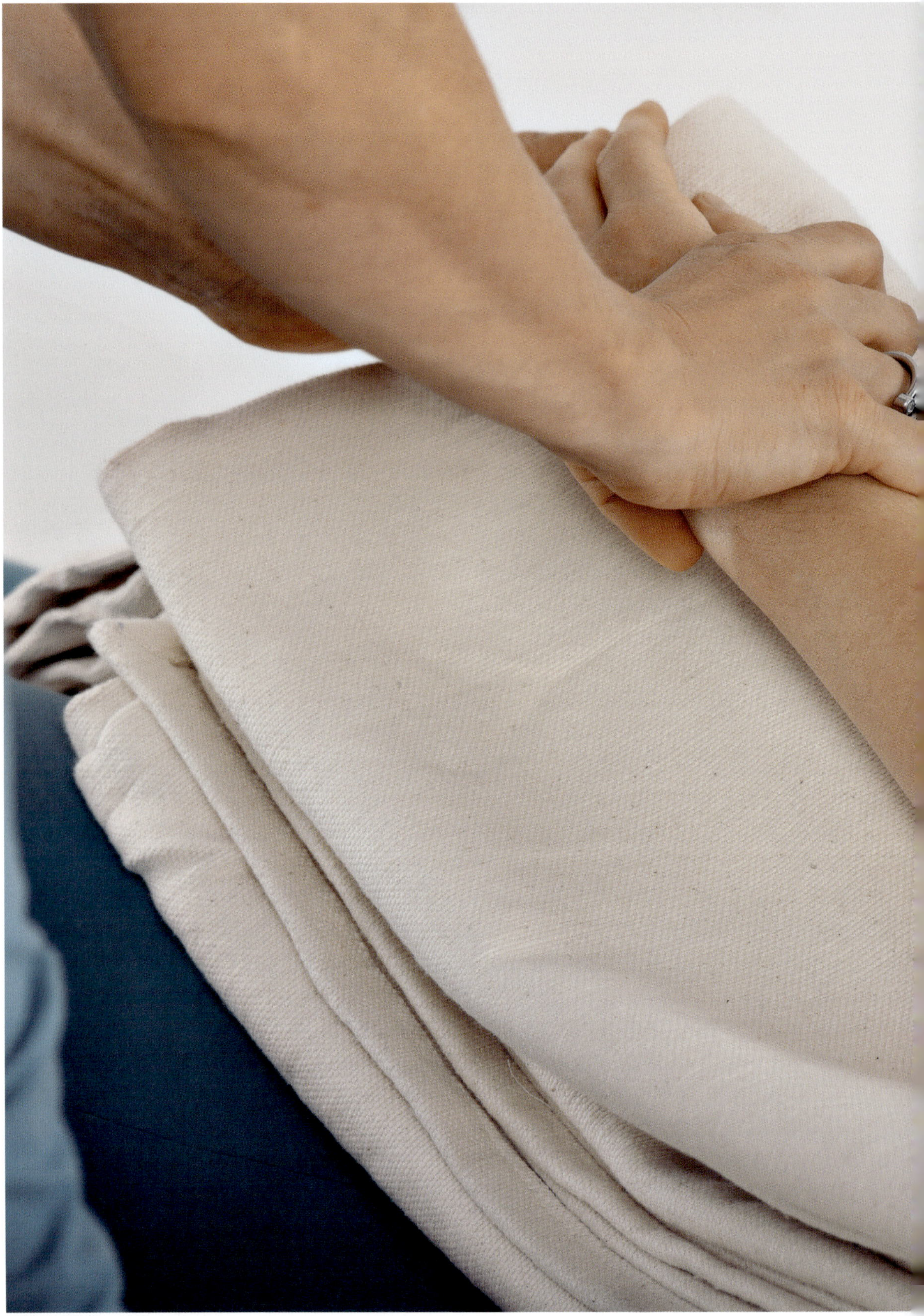

5
Wie geht es weiter?

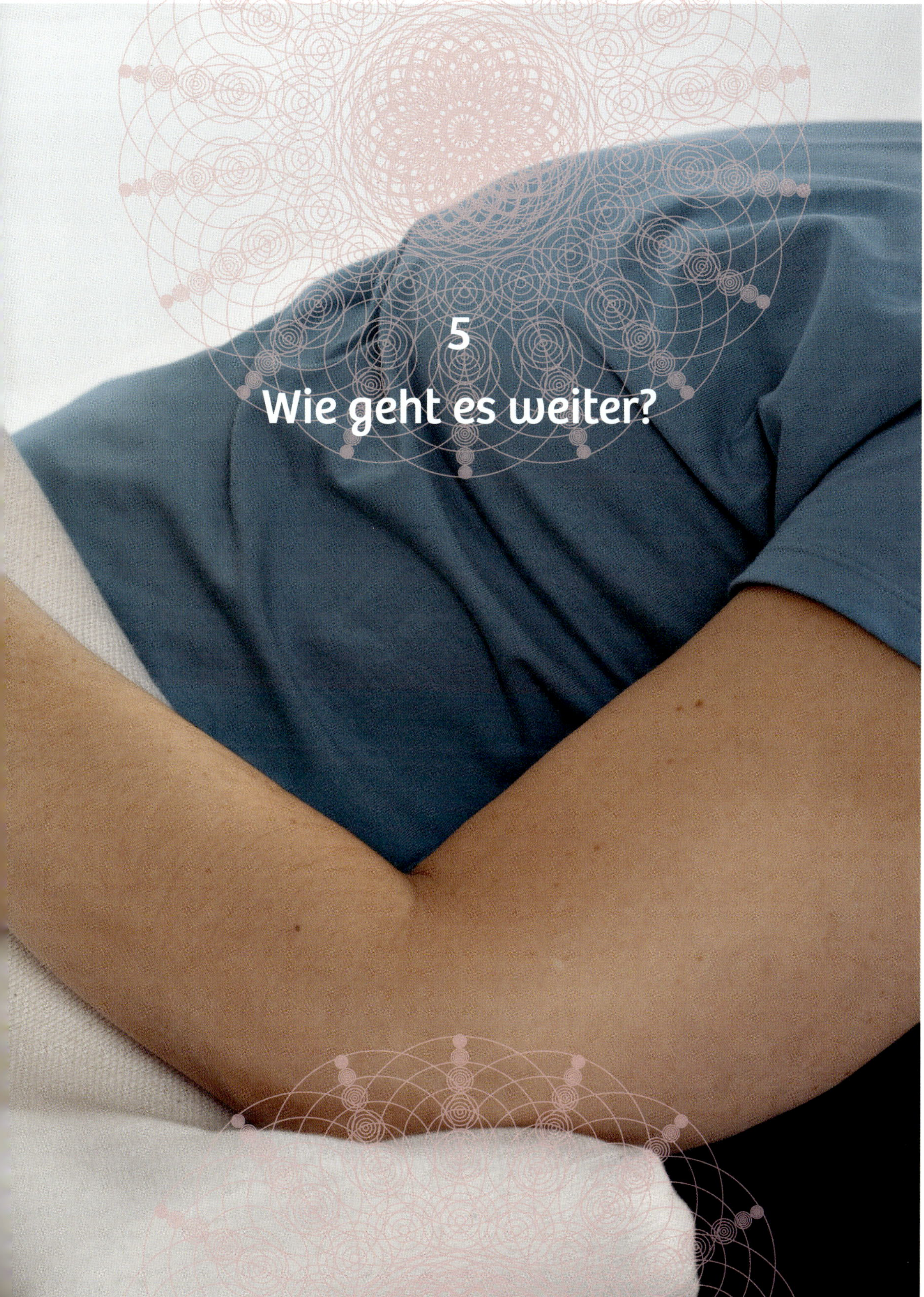

Yoga zu lernen ist so ähnlich wie Fremdsprachen zu lernen: Man ist nie mit dem Lernen fertig. Das Thema entwickelt sich immer weiter. Übt man nicht regelmäßig, verlernt man es. Aber man kann jederzeit wieder einsteigen.

Der große Unterschied ist, dass man für Fremdsprachen auf jeden Fall ein bisschen Grammatik und Vokabeln lernen muss, ehe man sich verständigen kann. Beim Yoga dagegen spürt man schon beim ersten Mal: Das ist was für mich! Auch als absoluter Yogaanfänger entspannen Sie sich beim Üben und fühlen sich anschließend wohler in Ihrem Körper. Dafür müssen Sie nicht erst bestimmte Bewegungen lernen. Es reicht, es einfach zu tun. Yoga wirkt selbst dann, wenn Sie nicht jeden Tag üben. Allerdings passt auch hier der Vergleich mit der Fremdsprache: Je öfter Sie üben, desto mehr fühlen Sie sich im Yoga zu Hause. Mit mehr Übung wird es Ihnen leichter fallen, in den besonderen „Zustand des Yoga" zu kommen. In dieser ganz speziellen Verfassung können Sie sich von Ihren Alltagssorgen lösen und fühlen sich frei und leicht. Yoga löst zwar Ihre Probleme nicht, es kann Ihnen aber helfen zu erkennen, welcher Anteil Ihrer Sorgen von Ihren Illusionen, Irrtümern und Vorurteilen herrührt. Wir alle haben diese Fehleinschätzungen im Kopf. Durch Yoga sind wir in der Lage, einen gesunden Abstand zu unserem selbst gemachten Drama zu gewinnen.

Ich hoffe, dass Sie mit den Übungen in diesem Buch mehr Ruhe in Ihrem Leben finden. Mehr Ruhe bedeutet mehr Klarheit für die Entscheidungen, die Sie langfristig weiterbringen. Und es bedeutet auch mehr Zufriedenheit mit Ihrer aktuellen Lebenssituation, egal, wie sie sich nach außen hin präsentiert.

Weil Ruhe ein solch zentrales Thema beim Restorative Yoga ist, habe ich die Übungen in diesem Buch so beschrieben, dass Sie allein üben können. Wenn Sie allein sind, werden Sie am wenigsten von außen abgelenkt und können sich am besten auf sich selbst konzentrieren. Das klingt zwar offensichtlich, ist aber den meisten von uns in seiner Konsequenz nicht bewusst: Es gibt immer noch Menschen, die sagen, sie entspannen sich beim Fernsehen. Nach einigen Versuchen mit Restorative Yoga werden Sie wissen, was Ihnen lieber ist.

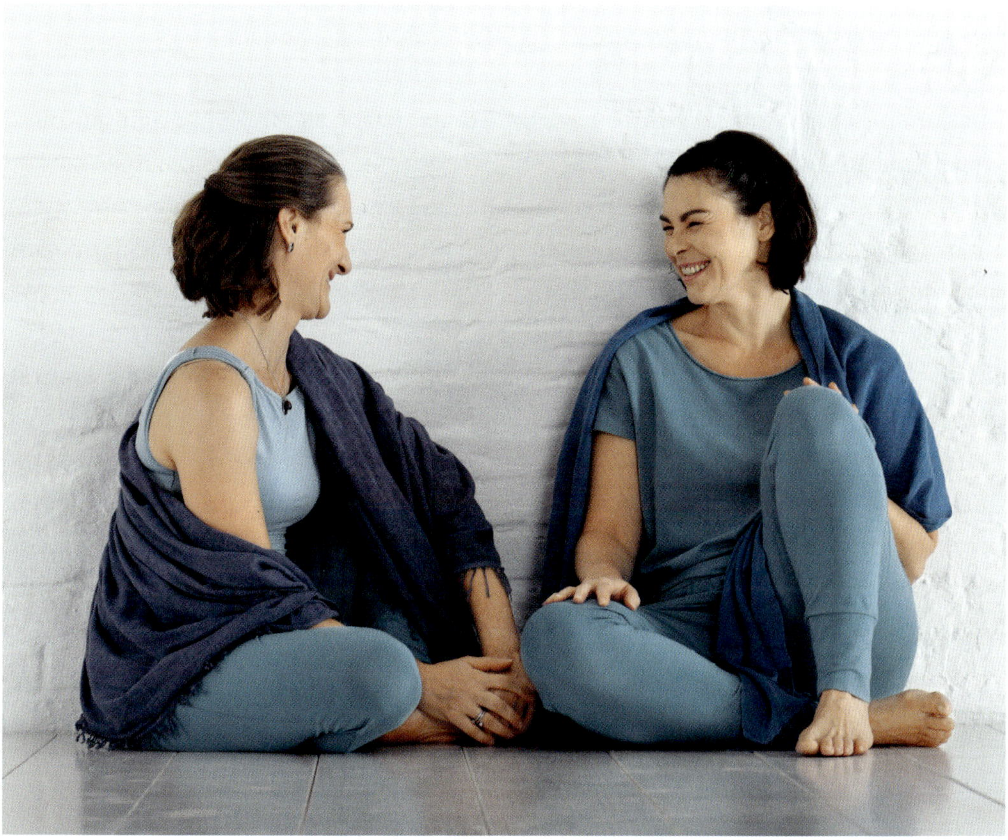

Allein zu üben hat allerdings einen Nachteil: Sie können niemandem Fragen stellen. Zwar können Sie beim Restorative Yoga nichts falsch machen. Solange Sie sich in den Asanas wohlfühlen, wirken sie.

Ich beschreibe in den Anleitungen zahlreiche Variationen, die viele Besonderheiten berücksichtigen. Experimentieren Sie und finden Sie heraus, welche Variation Ihnen am meisten nutzt. Es muss durchaus nicht jeden Tag dieselbe sein. Die Liste von Ausnahmen und Variationen kann jedoch nie vollständig sein. Falls Sie durch eine Krankheit oder Verletzung in Ihrer Beweglichkeit eingeschränkt sind, kann es sehr sinnvoll sein, eine Gruppenstunde zu besuchen und sich von einer erfahrenen Lehrerin oder einem Lehrer beraten zu lassen, wie Sie die Positionen am besten für sich abwandeln können. Holen Sie sich Rat von einer Lehrerin oder einem Lehrer, die oder der sich mit Restorative Yoga auskennt, damit Sie nach maßgeschneiderten Anleitungen üben.

Aber auch dann, wenn Sie keine gesundheitlichen Einschränkungen haben, sind Gruppenstunden eine gute Gelegenheit, um neue Haltungen auszuprobieren und bekannte Haltungen zu verfeinern und anzupassen. Es ist ein besonderer Luxus, einfach den Anleitungen zu folgen, ohne sich über eine Reihenfolge Gedanken zu machen.

Jeder von uns hat einen anderen Körperbau und kommt mit seiner ganz persönlichen Vorgeschichte zum Yoga. Diese Individualität ist nicht nur der pragmatische Grund für eine an den Einzelnen angepasste Übungspraxis, in der Patentrezepte und schnelle Lösungen nichts zu suchen haben. In ihr steckt auch die Basis für ein besseres Zusammenleben im Kleinen wie im Großen. Je öfter wir Einzigartigkeit beim Üben an uns selbst erleben, desto leichter können wir sie auch in anderen respektieren.

Anhang

Bezugsquellen für Hilfsmittel

Wir danken für die freundliche Unterstützung durch
www.lotuscrafts.eu
www.yogistar.com
www.bausinger.de

Zum Weiterlesen

- Prof. Dr. Ingo Froböse, Power durch Pause, Gräfe und Unzer 2016
- Judith Hanson Lasater, Ph.D., P.T., Restore and Rebalance, Shambhala 2017
- Judith Hanson Lasater, Ph.D., P.T., Relax and Renew, Rodmell Press 1995
- Mark Singleton, Yoga Body. The Origins of Modern Posture Practice, Oxford University Press 2010

Danksagung

Ich danke meinen Freunden, die mich seit Jahren ermutigend fragen, wann ich ein Buch schreibe. Ich danke meinem Mann, der an mich glaubt und beim Lesen des Manuskripts abends immer viel länger durchhält als ich. Ich danke meinen Töchtern, die alle Haltungen mit den ersten Anleitungen ausprobiert und dabei für viele Verbesserungen gesorgt haben. Ich danke meinen Yogalehrerinnen, die mich auf die Spur des Restorative Yoga gebracht und mir gezeigt haben, wie viel mehr wir erreichen, wenn wir weniger tun. Ich danke meiner Kollegin Ina Wellhausen, die als Modell alle Haltungen mit genau der Grazie und Geduld zeigt, die sich beim Restorative Yoga entwickelt. Und ich danke allen, die bei mir Yoga üben und mir durch ihr Feedback zeigen, wie wichtig und weit reichend die Wirkung von Yoga ist.

Impressum

1. Auflage

Projektleitung: Dr. Margit Roth
Redaktion: Susanne Noll
Bildredaktion und Leitung der Fotoproduktion: Bele Engels
Fotografin: Mira Burgund /Kunstschützen
Korrektorat: Susanne Schneider
Layout und Satz: Josefine Britz
Herstellung: Reinhard Soll
Coverdesign: zeichenpool, München
Model: Ina Wellhausen (www.inayoga.de)
Website der Autorin: www.parvatiyoga.de

Repro: Mohn Media Mohndruck GmbH, Gütersloh
Druck und Bindung: Alcione, Lavis-Trento
Printed in Italy

MIX
Papier aus verantwortungsvollen Quellen
FSC® C021956

ISBN 978-3-517-09742-8